U0110743

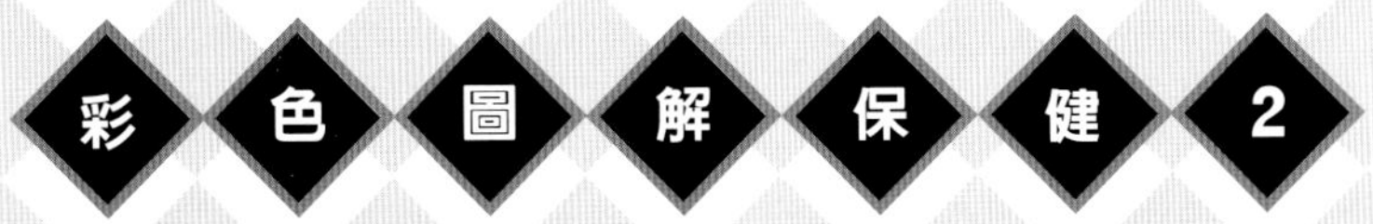

各種症狀的治療法與復發防止法

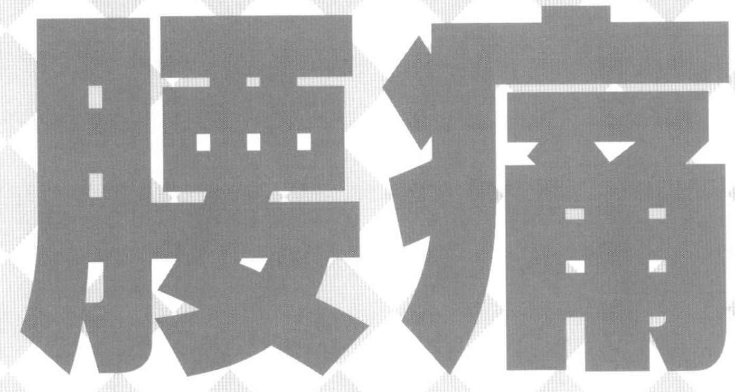

順天堂大學名譽教授
青木虎吉／主編
劉 小 惠／譯

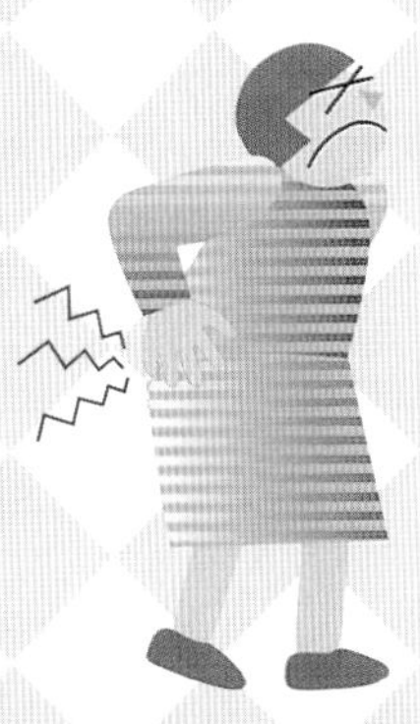

品冠文化出版社

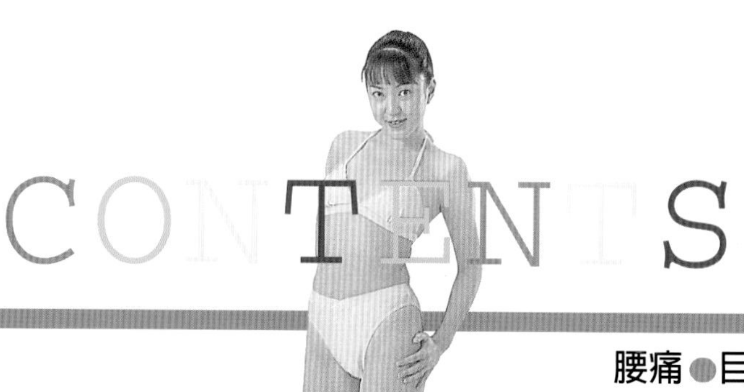

CONTENTS

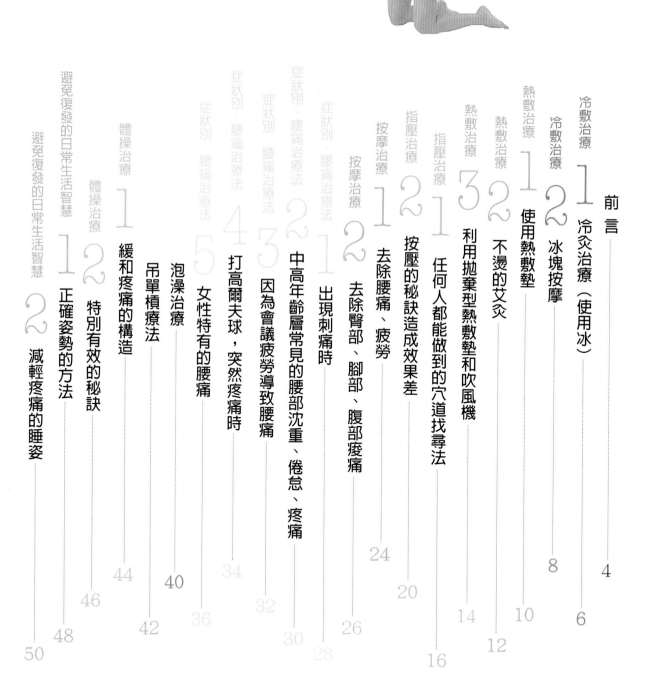

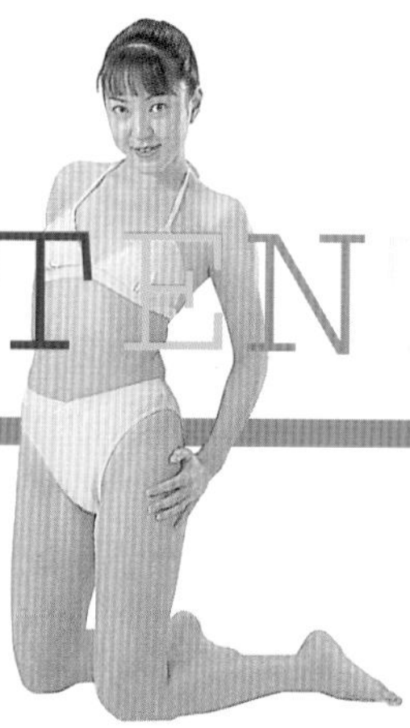

腰痛●目錄

● 指導教授
順天堂大學名譽教授　青木虎吉
筑波技術短期大學教授　森山朝正

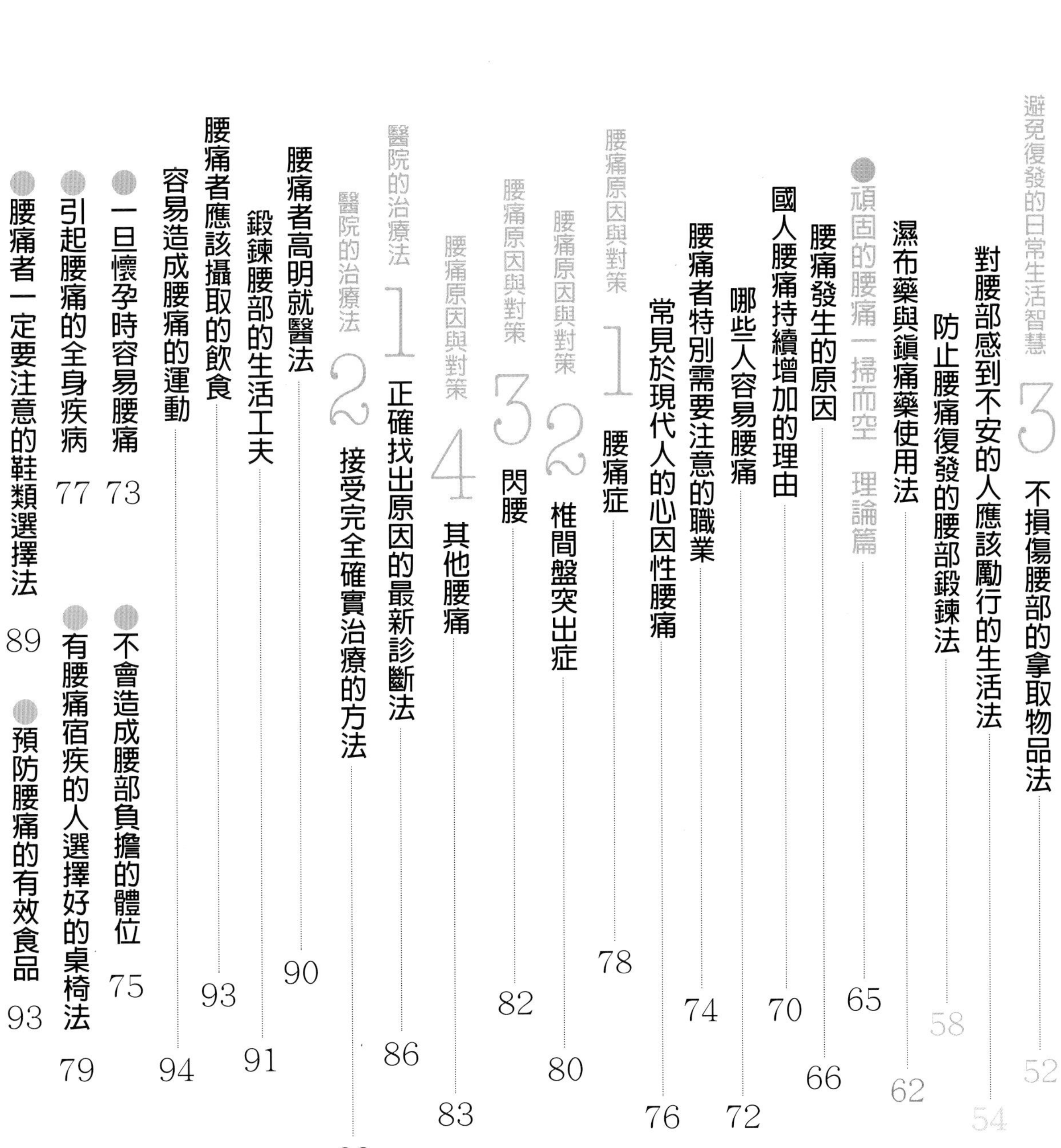

前言

過去腰痛是老年人和從事重勞動工作者較常見的毛病，但是，最近少活動身體的白領階級或年輕人也出現同樣毛病。因運動不足，導致肌力減退、脊柱支撐衰弱而造成腰痛。兒童的體位近年來雖已提升，但更重要的體力卻降低，骨折發生率增加的報導也陸續出現。這類兒童到了三十、四十歲層時，腰部狀態如何呢？不禁令人擔心。屆時醫院的整形外科將出現許多腰痛患者。

利用家庭療法就能治癒輕微腰痛，並防止復發。因此，首先必須具備腰痛正確知識，努力學會治療法。但是，讀者光看書中介紹的治療法，恐怕很難了解。

因此，本書利用圖片或插圖，介紹各種在家庭中也能進行的治療法，引導讀者熟悉正確的腰痛治療法。只要學會治療法，就能治好腰痛。有關於家庭療法的內容，佔本書大半。同時，為了避免讀者忘記重要的祕訣，因此，在卷末整理敘述「腰痛知識」。

腰痛的毛病中，只要採取正確的方法，進行東方醫學療法，效果卓著的例子並不少。因此，筆者商請筑波技術短期大學森山朝正教授協助，介紹東方醫學療法。

採用本書介紹的方法，僅限於疼痛並不嚴重，並逐漸減輕者才可以進行。出現劇痛、或是疼痛與日俱增時，一定要前往整形外科診治。

伴隨發燒、噁心、血尿、腹痛等腰痛之外的其他症狀時，必須立刻接受醫生診察。

此外，前往整形外科接受治療，症狀好轉到某種程度後，也可以利用本書介紹的家庭療法。但一定要先和主治醫生商量，醫生許可後才進行。

過去曾經出現腰痛，或症狀雖不嚴重，但持續出現慢性腰痛狀態等，長期為腰痛宿疾所苦的人，也可以活用本書。

書中介紹的方法，包括急性期進行的冷敷、熱敷療法，以及疼痛稍微減輕後進行的指壓或按摩法等。

到底應該選擇何種方法，必須自己嘗試，感覺是否舒服為判斷基準。採用冷敷覺得舒服時，就用冷敷法；使用熱敷較舒服時，就用熱敷法。嘗試後覺得不舒服，表示這個方法不適合你，必須立刻中止。

此外，書中也介紹腰痛體操，有助於預防及治療腰痛。前半部介紹不需要使用太多肌力的輕鬆體操。對於肌力沒有自信的讀者，可從前半部的輕鬆體操開始嘗試，覺得沒問題時，再開始進行後半部的體操。體操必須每天實行才有效。

希望本書對腰痛煩惱者有所幫助。

青木虎吉

冷敷治療

1

冷灸治療（使用冰）

將冰放在疼痛部位冷敷，慢慢施加力量按壓。

當肌肉疼痛或僵硬時，利用冰冷敷這個部分，不僅能感覺舒服，也能緩和疼痛。冷刺激奏效的理由如下：

不論「疼痛」或「冰冷」、「熱」等身體末梢受到的刺激，經由神經傳達腦部。對於疼痛處給予冷刺激時，傳達疼痛的神經，及傳達冷感覺的神經作用互相干涉。結果就能緩和疼痛，這是第一個理由。

第二個理由是，冷刺激的二次反應能夠促進血液循環。一般而言，疼痛部位的肌肉血液循環不良。冷敷時，溫度當然會降低。但是，我們的身體具有經常保持恆常性

冷灸製作法

紙杯中加水，放入冷凍庫中冷藏結冰後，用手拿著直接抵住皮膚。

冷灸法

①準備紙杯，紙杯中裝滿水，放入冷凍庫中冷凍，製作冷灸用的冰。手拿紙杯，按壓圖示的身體位置。

②當腰痛慢性化時，以第五腰椎和骶骨之間（以背部中央為中心，腰圍線下方４㎝處為上端，縱２㎝、橫４㎝的區域），與髂骨稜上（距離背部中央５㎝附近為中心，腰圍線為上端，直徑４㎝的圓形區）容易產生疼痛。用冰冷敷這些區域中感覺最疼痛的部位。除了這個區域外，其他部位感覺疼痛時，也可以進行冷敷。

③用紙杯的冰冷敷疼痛部位正中央，慢慢加重力量，感覺消失後就放開。時間不可以超過5分鐘。

④休息5秒鐘，再次利用冰冷敷。持續到以上的感覺消失為止，再移到下一個區域。三個區域依序進行3到5次。利用乾毛巾充分擦拭水分後，輕輕柔捏。結束後應避免疼痛部位受涼。

（森山）

冷敷法

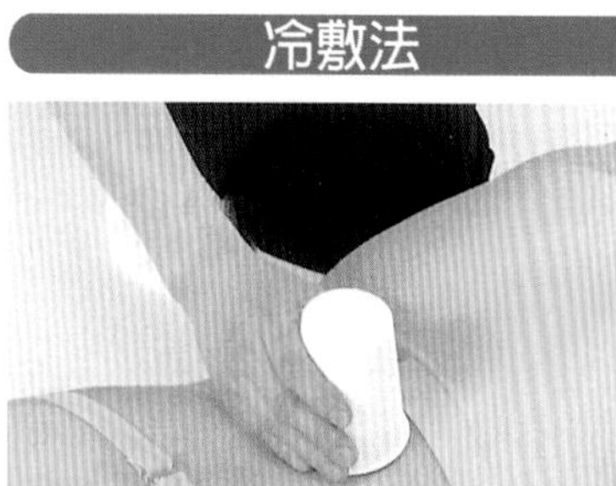

用冰抵住加諸力量，冷敷到感覺消失為止，休息５秒鐘。

的生理作用，因此血液集中於溫度降低的組織，反而出現比先前溫度更高的現象。

但過度冷敷反而會使血液循環不良，因此，必須以經常拿開冰的方式進行冷敷。冷敷有時也會不舒服，這時必須立刻中止冷敷。

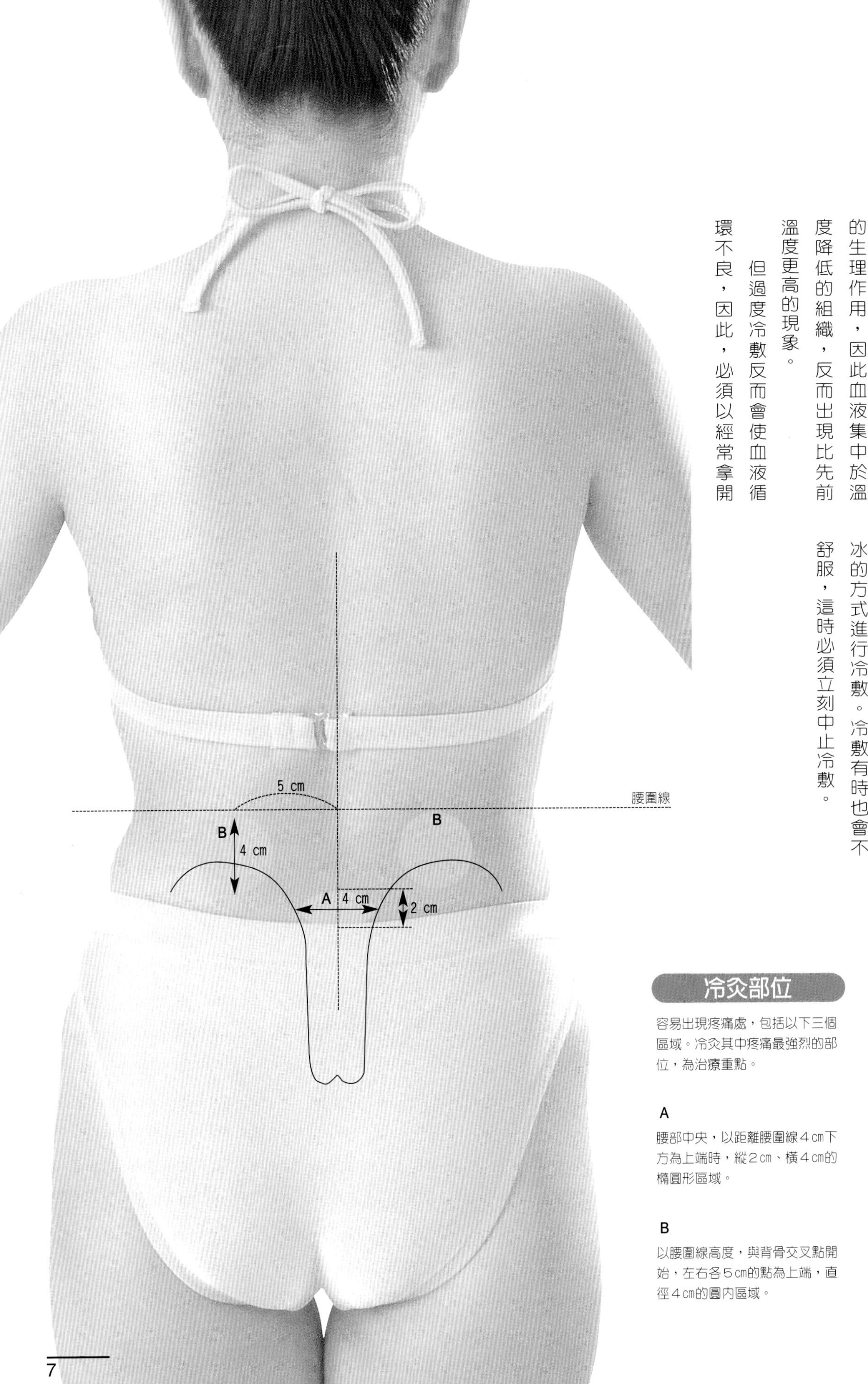

冷灸部位

容易出現疼痛處，包括以下三個區域。冷灸其中疼痛最強烈的部位，為治療重點。

A

腰部中央，以距離腰圍線４㎝下方為上端時，縱２㎝、橫４㎝的橢圓形區域。

B

以腰圍線高度，與背骨交叉點開始，左右各５㎝的點為上端，直徑４㎝的圓內區域。

冰塊按摩

除了冷灸外，使用冰塊進行按摩，同樣具有緩和疼痛的作用。

冷灸法適用範圍較狹窄。當疼痛範圍廣泛時，可以使用冰塊按摩。巧妙使用兩種方法更有效。

感覺整個腰部疼痛，移動腰時消耗最激烈的豎棘肌和腰方肌，容易出現強烈疼痛感。因此，必須以這個部分為主進行冷敷更有效。

豎棘肌位於用手觸模脊椎兩側時，沿著脊椎縱向隆起處，可以輕易確認位置。

腰方肌在腰部深處，很難用手直接確認位置。從最下方的肋骨，朝腰左右呈山形骼骨稜的山頂內側斜向分布的肌肉。

整個腰部疼痛，範圍廣泛時按摩特別有效。

使用冰的方法

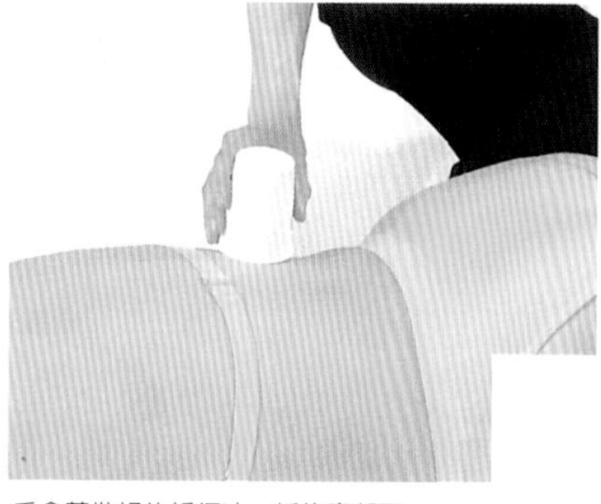

手拿著做好的紙杯冰，抵住患部不斷移動，直到感覺消失為止。

塊按摩法

① 接受冰塊按摩者俯臥。

② 手拿著做成的紙杯冰，首先從背部

結束後，用毛巾擦乾水分。

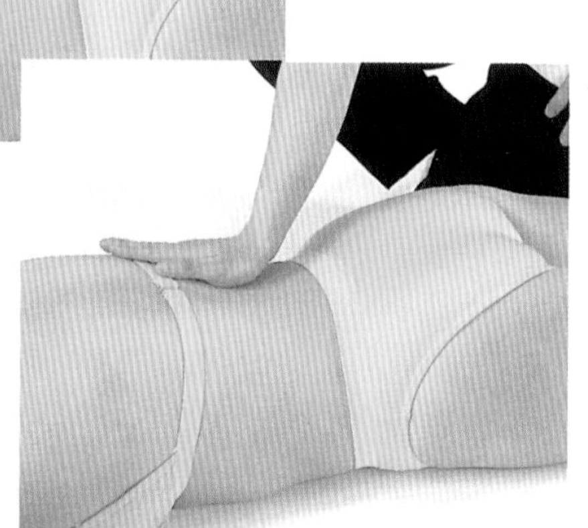

擦乾水分後輕微按摩。

進行冰塊按摩的區域

A
腰椎兩側上下分布隆起的肌肉（寬度約3㎝），以腰圍線上下的手的寬度範圍進行按摩。

B
從A外側，以及腰圍線高度開始，朝斜下方分布的肌肉，按摩到A下端的高度為止（手一半的寬度）。

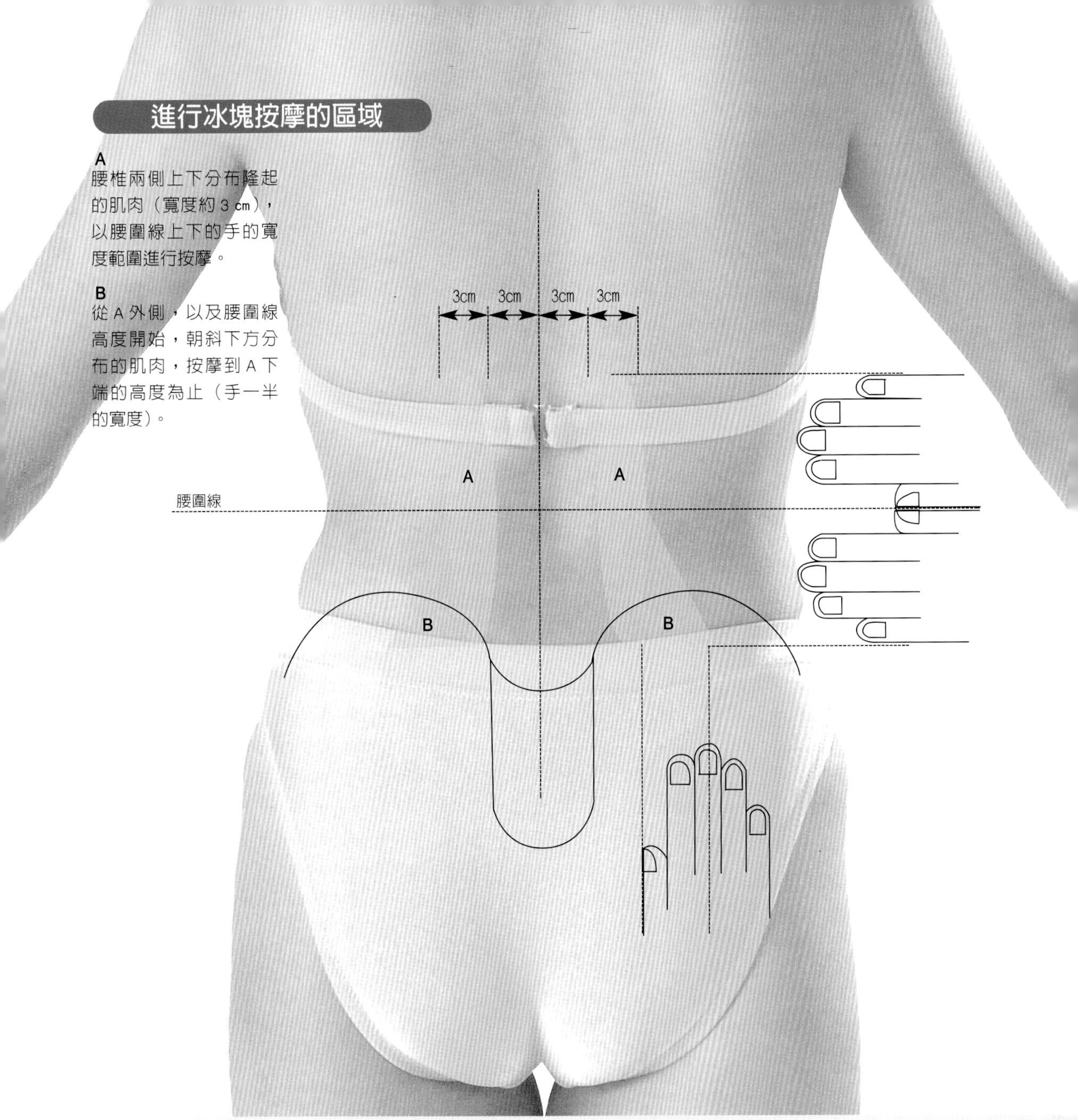

3cm 3cm 3cm 3cm

A A

腰圍線

B B

中央朝左右3㎝前進，在腰圍線上下大約3㎝的手部寬度，（如圖所示的A區域）緩緩用力撫摸。左右任何一邊都可以，由下往上或由上往下都無妨。

③用冰撫摸單側，皮膚發紅後再移到另一側，其次從A區外側中央開始，到與A區下端相同位置為止，撫摸朝斜外側下垂的三角區域（底邊為手寬的一半，也就是圖B的區域）。皮膚發紅後再移到另一邊。

④各區域冷敷結束後，回到最初的區域。各區反覆進行3到5次。左右任何一邊出現強烈疼痛感時，必須延長疼痛側的冷敷時間。但每個部位冷敷時間不可超過5分鐘。

⑤如果保持潮濕狀態，無法期待因為二次反應使得皮膚溫度上升。所以冰塊按摩結束後，必須擦乾水分，輕輕按摩，並避免腰部著涼。

除了使用冰塊外，也可以將小型冰袋放入冷藏庫中冷卻，然後以沾濕後擰乾的紗布包住，以同樣的方式進行按摩。

（森山）

熱敷治療

1

使用熱敷墊

肌肉和關節出現疼痛時，引起疼痛的部分及其周邊血液循環不良。

因此，熱敷這個部位就能促進血液循環，緩和疼痛。

熱敷的方法很多，利用市售的冰袋做成熱敷墊，就能輕鬆熱敷。同時，利用伴隨濕氣的熱（濕熱）熱敷較好。

濕熱與使用被爐等產生的乾熱相比，短時間內就能滲透身體深處，而且熱度不易冷卻。

利用覺得舒適的熱度，治療範圍較廣泛的疼痛。

熱敷墊製作法

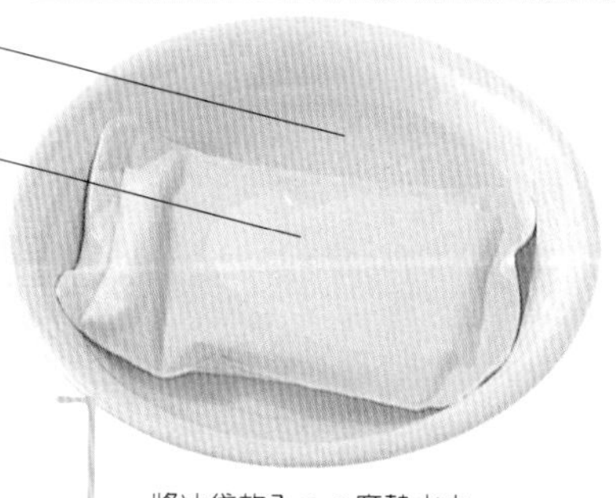

1 將冰袋放入８０度熱水中，浸泡１０分鐘。

2 利用擰乾的熱毛巾裹住熱敷墊。

3 將２鋪在塑膠布上，蓋上摺成四摺的浴巾。

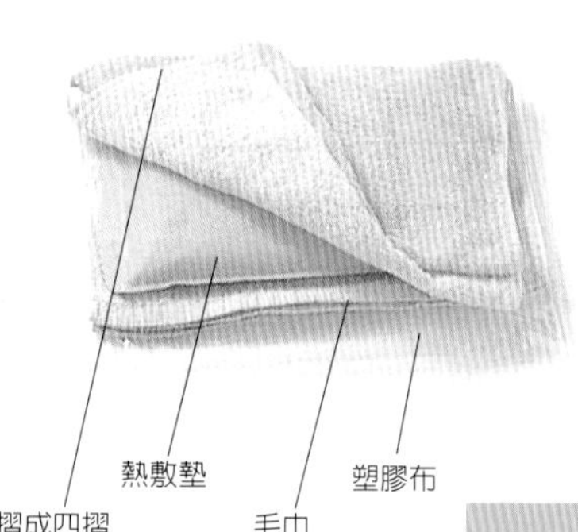

3 左右任何一側疼痛時，先熱敷中央部分，接下來疼痛側抵住熱敷墊、側躺，熱敷10到15分鐘。

熱敷墊製作法與高明使用法

①利用市售冰袋，放入80度熱水中，浸泡10分鐘。

②取出冰袋，與熱毛巾一起浸泡熱水。用擰乾的熱毛巾包住做好的熱敷墊。

熱敷墊製作完成後，就可以利用濕熱有效的熱敷腰部。

③在地板或床上鋪兩張稍大的塑膠布。

正中央擺著用毛巾裹住的熱敷墊，再將浴巾摺成四摺，覆蓋在上方。

④將腰痛部位壓在熱敷墊上，不可

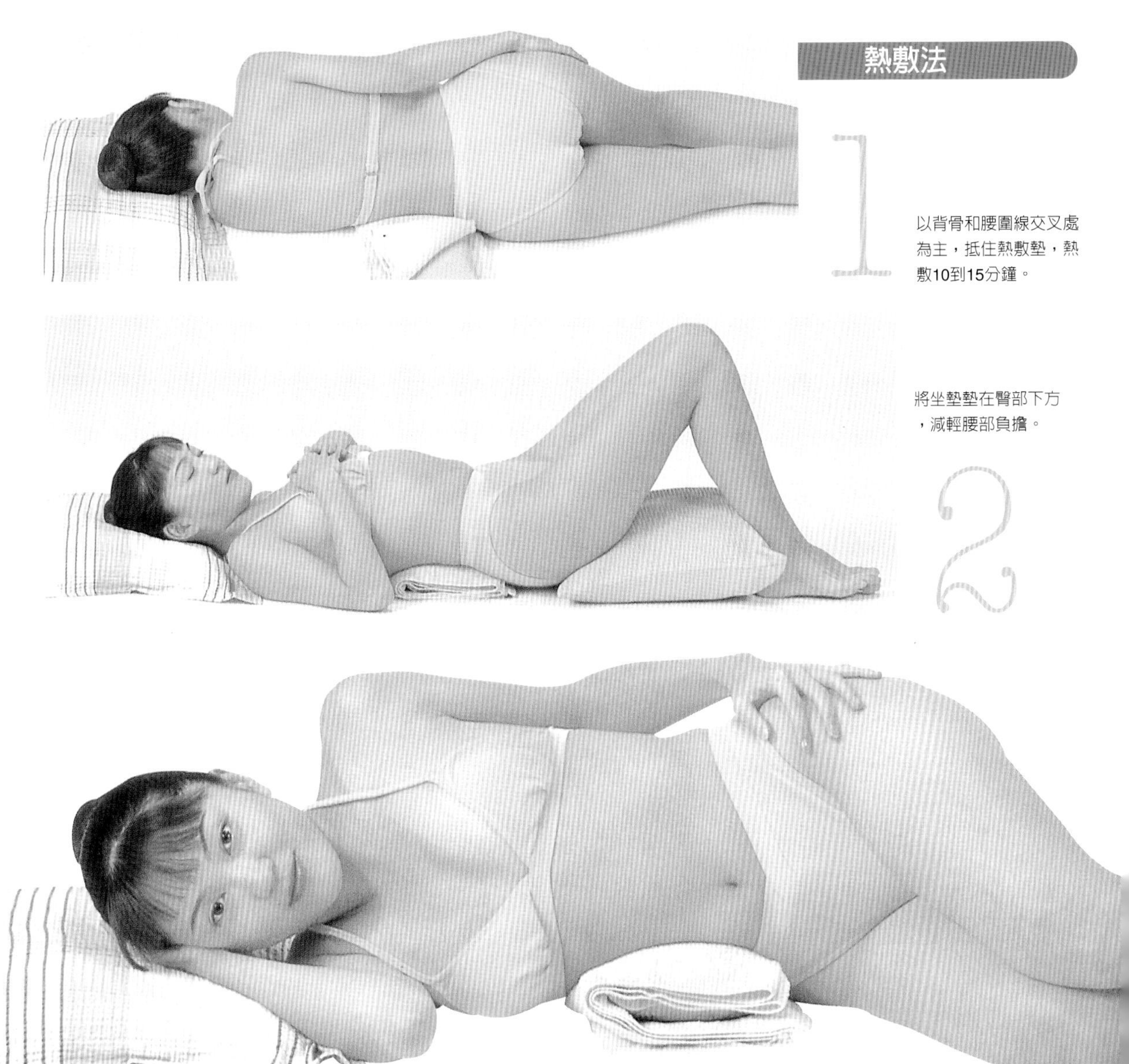

以過熱，以免造成燙傷。

雖說稍微熱一點比較有效，但是太熱時，可將浴巾摺成六或八摺，以調節熱度。

⑤準備完成後，首先熱敷腰部中央。

以背骨和腰圍線交叉處為主，抵住熱敷墊，仰躺在上面。因為仰躺、腰部上抬而感覺痛苦時，可直立膝蓋，將坐墊墊在臀部或背部下方，就會覺得輕鬆許多。

⑥熱敷時間以10到15分鐘較好。

⑦覺得左右任何一側強烈疼痛時，熱敷中央部分後，將疼痛側壓在熱敷墊上、側躺，溫熱10到15分鐘。

⑧雖然熱敷墊的熱度不會輕易冷卻。但如果準備兩個熱敷墊，使用其中一個時，先加熱另外一個，就能中途更換使用，使效果持續下去。

（森山）

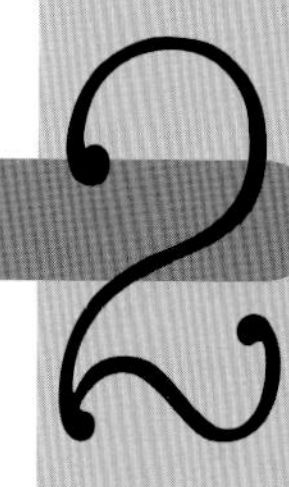

不燙的艾灸

艾灸的方法，包括將艾草完全燃燒的有痕灸，以及當火到達皮膚表面之前拿開艾草的溫灸（稱為知熱灸、無痕灸）兩種。在家庭中可以利用不會留下痕跡、不必擔心燙傷的溫灸。有痕灸使用的艾草，為2到5㎜左右的小艾草；溫灸則使用大型艾草。

使用艾灸有效的理由，並不是因為艾草具有藥效，而是藉著艾灸加諸熱刺激造成的效果。

有些人會將艾草鋪在薑片或蒜片上進行艾灸，這種做法也不是為了運用薑或蒜的藥效成分，而是藉著其中含有的水分形成濕熱，使得熱度到達深處。

溫灸法

①利用市售的艾草進行艾灸，包括捲成圓形使用的散艾，以及用紙包成圓柱狀，切下來使用的切艾。無論利用哪一種艾草，效果都相同。儘可能購買散艾。切艾原本就是有痕灸使用的艾草，因此比較小。如果想用來進行溫灸，必須先撥開，捏成大圓形才可以使用。

②將艾草鋪成底部如拇指指腹般大小，用指尖整理成圓錐形。這種大小能使熱度充分傳達。

③進行艾灸時，和冷灸（6~7頁）相同，以背部中央為主，距離腰圍線下方4㎝為上端，縱2㎝、橫4㎝的橢圓形區域，以及從背部中央朝左右5㎝為主，以腰圍線為上端、直徑4㎝的圓形，共三個區域。進行艾灸者俯臥。

④三個區域中，選擇強烈疼痛處擺上艾草。一併使用薑或蒜時，切成2㎜厚的薄片，鋪在區域內，再將艾草放在上面。

⑤利用線香點燃艾草圓錐形上端，感覺熱時就移開。

相同位置持續進行幾次艾灸，為了使熱滲透到皮膚深處，各區域至少反覆進行3次。

溫灸

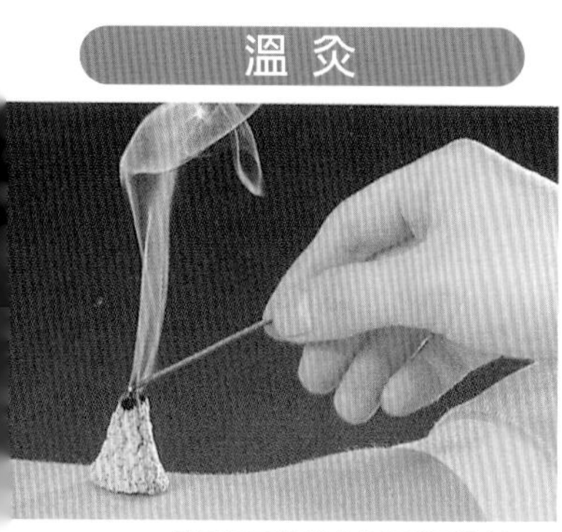

利用線香點燃艾草圓錐形上端。

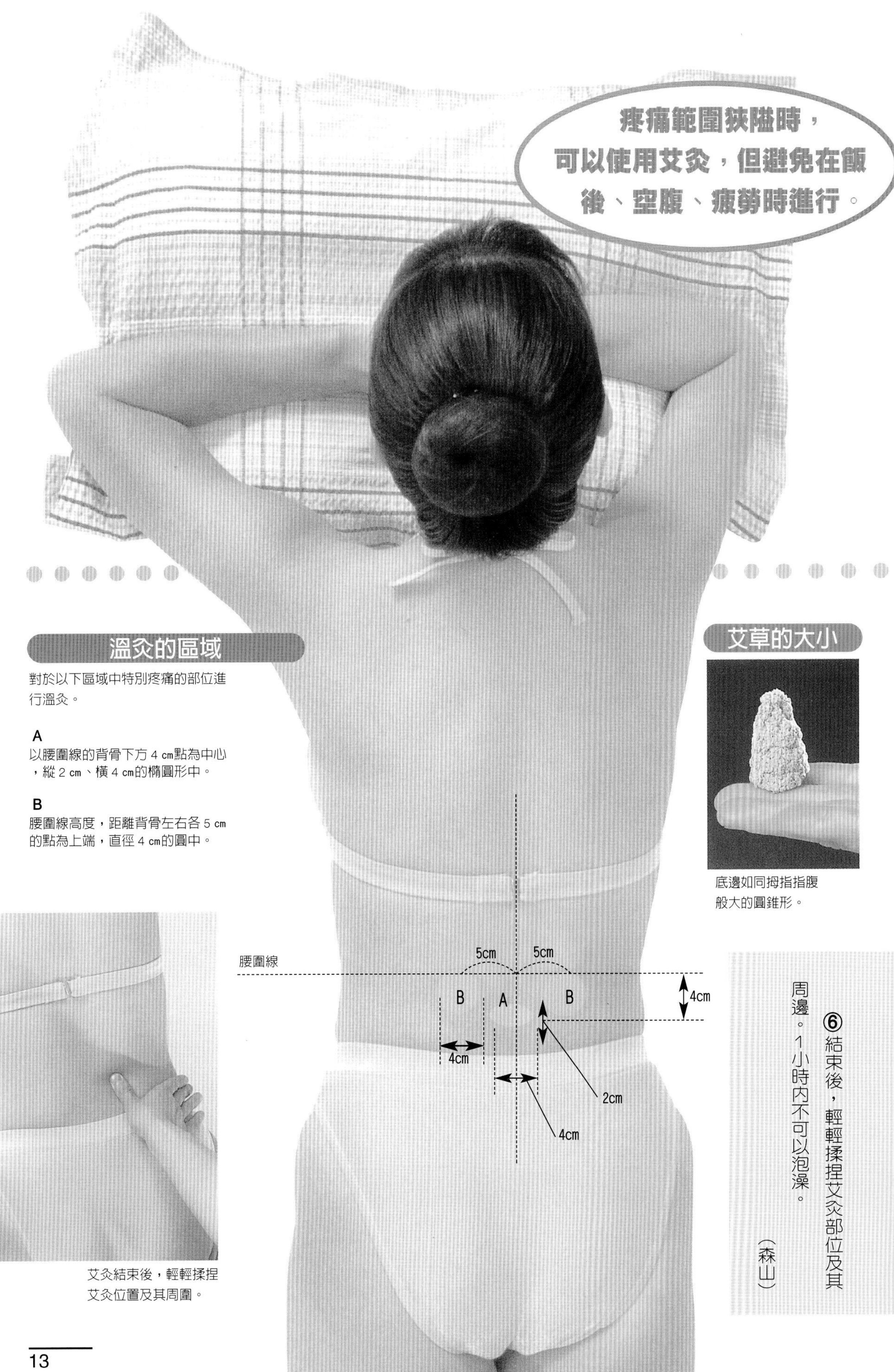

疼痛範圍狹隘時，可以使用艾灸，但避免在飯後、空腹、疲勞時進行。

溫灸的區域

對於以下區域中特別疼痛的部位進行溫灸。

A
以腰圍線的背骨下方 4 ㎝點為中心，縱 2 ㎝、橫 4 ㎝的橢圓形中。

B
腰圍線高度，距離背骨左右各 5 ㎝的點為上端，直徑 4 ㎝的圓中。

艾草的大小

底邊如同拇指指腹般大的圓錐形。

艾灸結束後，輕輕揉捏艾灸位置及其周圍。

⑥結束後，輕輕揉捏艾灸部位及其周邊。1小時內不可以泡澡。

（森山）

3 熱敷治療

利用拋棄型熱敷墊和吹風機

懶得使用一般熱敷墊或艾灸時，可以使用拋棄型熱敷墊及吹風機、被爐等。這些都是非常簡便的物品。除了背部，腹部也可以進行同樣的熱敷。腰及腹部肌肉的強度平衡不良時，容易引起腰痛，因此一併刺激腰和腹部更有效。

但是，不論採用哪一種乾熱法，熱度都很難到達身體深處，必須多花點時間慢慢進行熱敷。

利 用拋棄型熱敷墊熱敷

①熱敷的部位，是從腰部中央到左右寬3㎝處，高度為到腰圍線上下一手寬的區域（左圖A區）A區外側中間朝斜外側下方的三角形區域（包括A區在內的底邊，手寬度的B區域），以及以腰圍

腹部區域

從肚臍兩側 3 指寬度（食指、中指、無名指）的部分開始，約 3 ㎝寬，高度為肚臍上下一手寬的範圍。

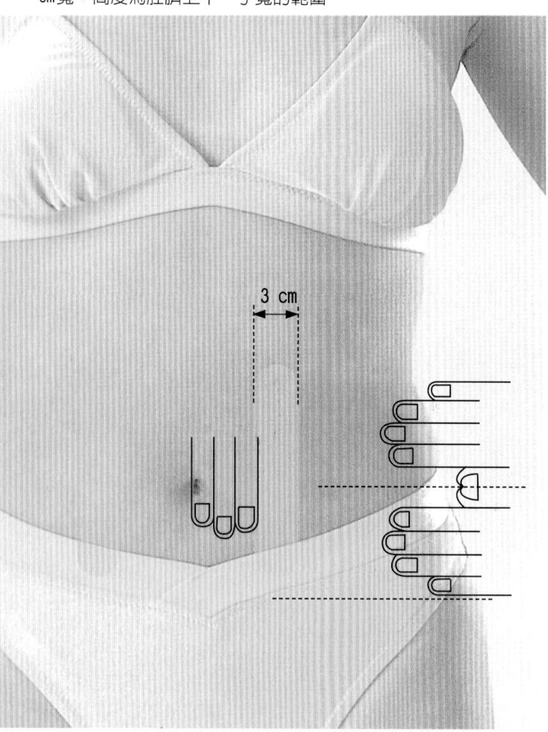

背部區域

A

背骨外側 3 ㎝處，以 3 ㎝寬分布的肌肉。從腰圍線開始，上下各一手寬的範圍內。

B

以 A 外側線中央為頂點，底邊包括 A 在內，成為手寬的直角三角形內側。

C

靠近側腹的腰兩側。腰圍線上下 4 ㎝、寬 3 ㎝的新月形區域。

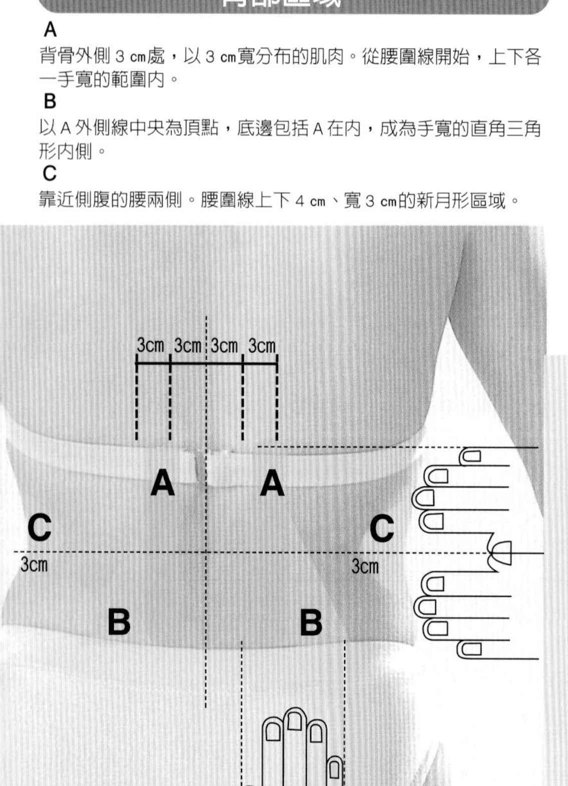

簡單方便。多花點時間慢慢熱敷。

利用吹風機熱敷

①熱敷區域和使用拋棄熱敷墊相同。請他人熱敷時，接受熱敷者趴下，露出腰部。自己進行熱敷時，坐在沒有靠背的椅子上，或是坐在床或地氈上。自己利用吹風機抵住背部時，很難確認吹風機的位置，盡量不要太靠近，以免燙傷。

②熱敷順序和方法沒有一定的規定。6個區域總計熱敷15分鐘以上。

③腰部熱敷結束後，蓋上浴巾以免著涼。肚臍兩側3指寬的部分，在寬3㎝、上下高度為一手寬的範圍內，熱敷5分鐘以上。

（森山）

線為外側端之3㎝內側，距離腰圍線各約4㎝，上下延伸的新月形區（C區），一共6處。

②首先將拋棄型熱敷墊塞入腰部的內衣、內褲間，膝直立，仰躺。

③持續移動熱敷墊，總計熱敷15分鐘以上。側腹部分採側躺姿勢，將熱敷墊蓋在上面熱敷。接下來仰躺，將熱敷墊擺在腹部，各熱敷5分鐘以上。

利用被爐時，將身體縮成圓形、側躺，熱敷腰部兩側。接下來仰躺，熱敷腹部，總計費時20分鐘進行刺激。

利用吹風機熱敷

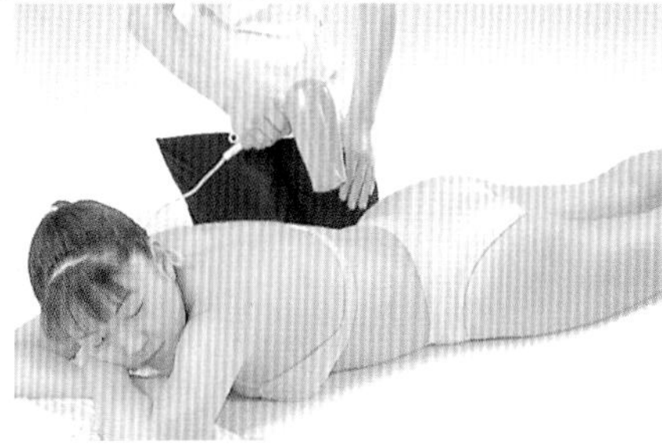

請他人用吹風機為你熱敷時，接受熱敷者俯臥。

利用拋棄型熱敷墊熱敷

1 將熱敷墊塞在內衣、內褲間，膝直立、仰躺。

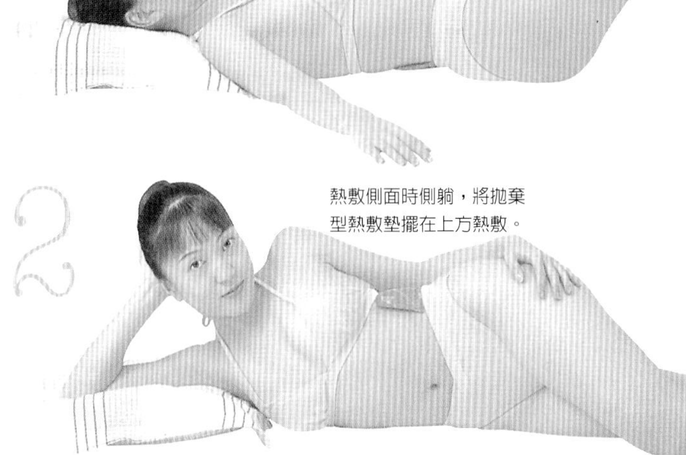

2 熱敷側面時側躺，將拋棄型熱敷墊擺在上方熱敷。

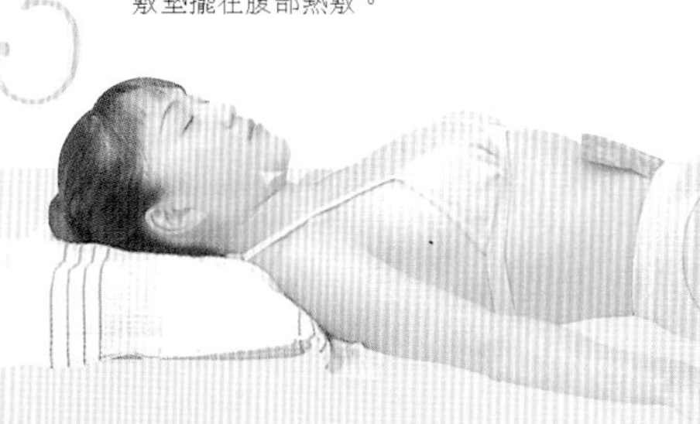

3 熱敷腹部時仰躺，將熱敷墊擺在腹部熱敷。

任何人都能做到的穴道找尋法

背骨支撐上身的重量，同時必須適應各種動作，因此，有些骨利用椎間盤軟骨組織相連，輕微彎曲成S字型。支撐背骨腰椎部動作的，是腰和腹部、臀部，以及腳部肌肉。

尤其腳部肌肉與骨盆相連，因此，當腳部肌肉疲勞時，會引起腰痛。因為這個原因而對肌肉造成很大的負擔，形成容易疲倦和疼痛的狀態。

為了改善這種狀態，必須促進肌肉的血液循環，同時去除疲勞和緊張，利用東方醫學的穴道治療非常有效。

本書提到的穴道，並不是一般人了解的小點，而是某種大小的區域。因此，對於以下介紹的穴道位置及其周邊，利用拇指指腹按壓腰、臀部、腳部，腹部側則利用雙手4指重疊（參考23頁）按壓，選擇其中疼痛強烈處（壓痛點）治療。

此外，腹部側最強力後仰的腰部第三腰椎與第二腰椎之間，兩側有腎俞，與外側的志室是重要穴道。

按壓產生壓痛感處就是穴道。即使有些許偏差，也不必太擔心。

穴道找尋法

①腎俞在腰圍線高度，背部中央骨突出處（脊椎棘突），距離2指寬左右側，志室位於與腎俞同樣高度，比腎俞更朝外側2指寬的位置。

②大腸俞在腎俞正下方，腎俞往下4指寬位置。小腸俞則在大腸俞更往下4指寬的位置。

③三陰交位於內足踝往上4指寬處。

④地機在小腳肚內側、膝後方橫紋高度往下5指寬處。

⑤陰包在大腳部內側，從股骨隆起處算起，5指寬上方。

⑥中瀆位於大腳部外側，直立的中指指尖抵住處。

⑦陽關位於膝內側、橫紋外側前端。

⑧陽陵泉位於撫摸外踝時，感覺到的膝下圓骨下方。

⑨天樞在肚臍高度，距離肚臍3指寬外側，大巨在天樞正下方，距離天樞3指寬下方。

（森山）

由兩側支撐背骨的肌肉（豎棘肌）與骨盆相連處有大腸俞，以及其下方的小腸俞，也是重要穴道。

腳部有三陰交、地機、陰包、中瀆、陽關、陽陵泉等穴道。腹部則利用肚臍兩側的腹直肌上的天樞、大巨等穴道有效。

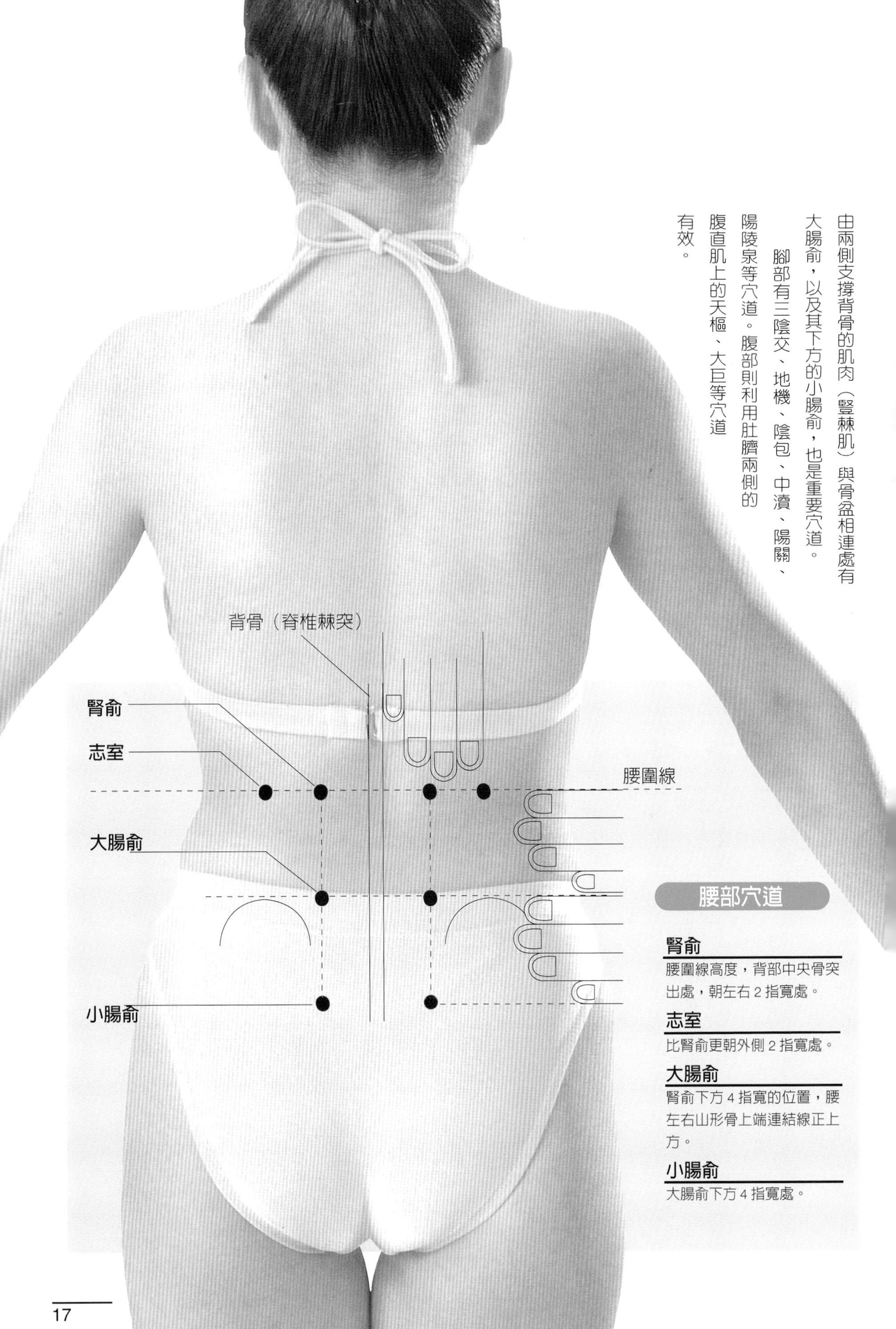

腰部穴道

腎俞

腰圍線高度，背部中央骨突出處，朝左右 2 指寬處。

志室

比腎俞更朝外側 2 指寬處。

大腸俞

腎俞下方 4 指寬的位置，腰左右山形骨上端連結線正上方。

小腸俞

大腸俞下方 4 指寬處。

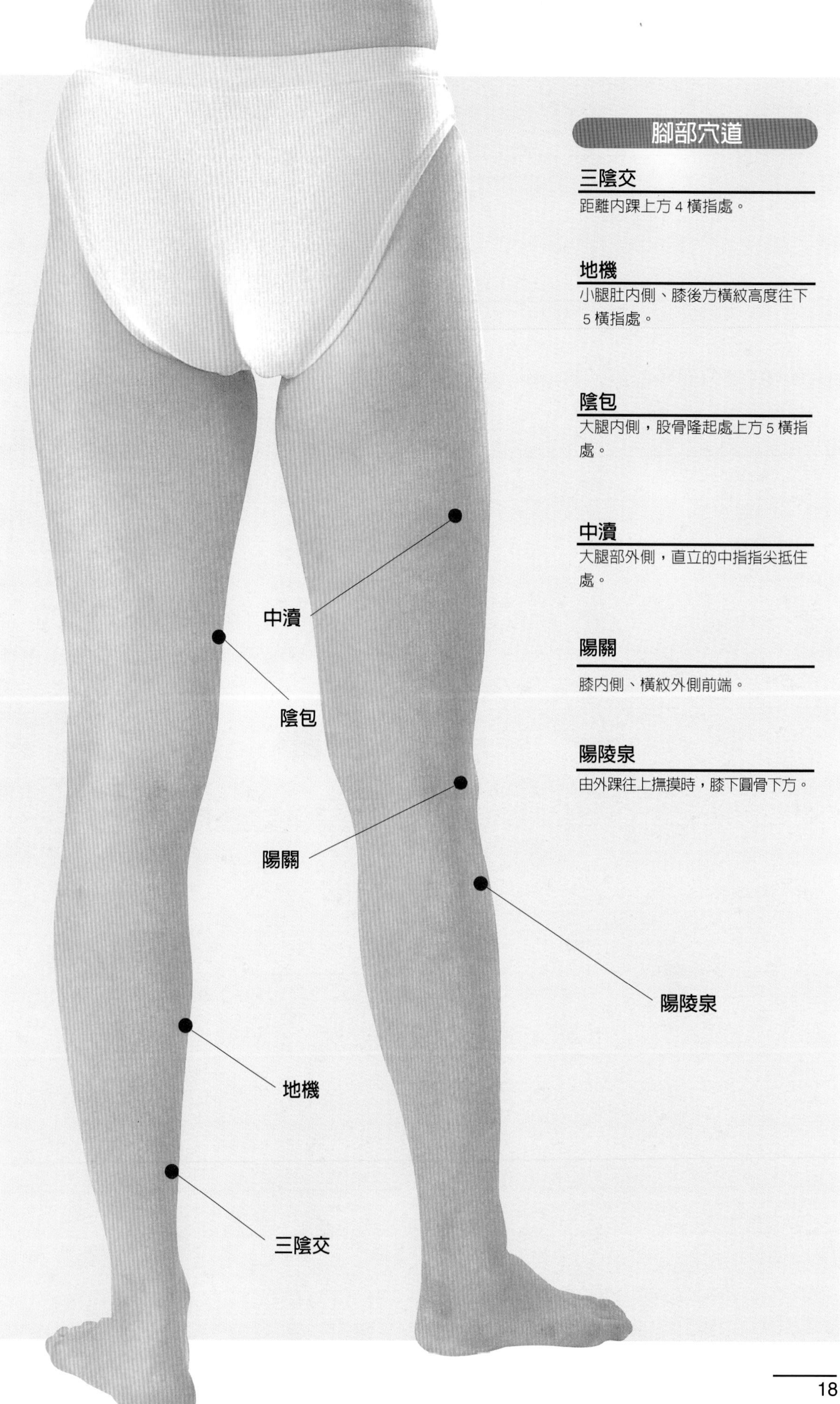

腳部穴道

三陰交

距離內踝上方 4 橫指處。

地機

小腿肚內側、膝後方橫紋高度往下 5 橫指處。

陰包

大腿內側，股骨隆起處上方 5 橫指處。

中瀆

大腿部外側，直立的中指指尖抵住處。

陽關

膝內側、橫紋外側前端。

陽陵泉

由外踝往上撫摸時，膝下圓骨下方。

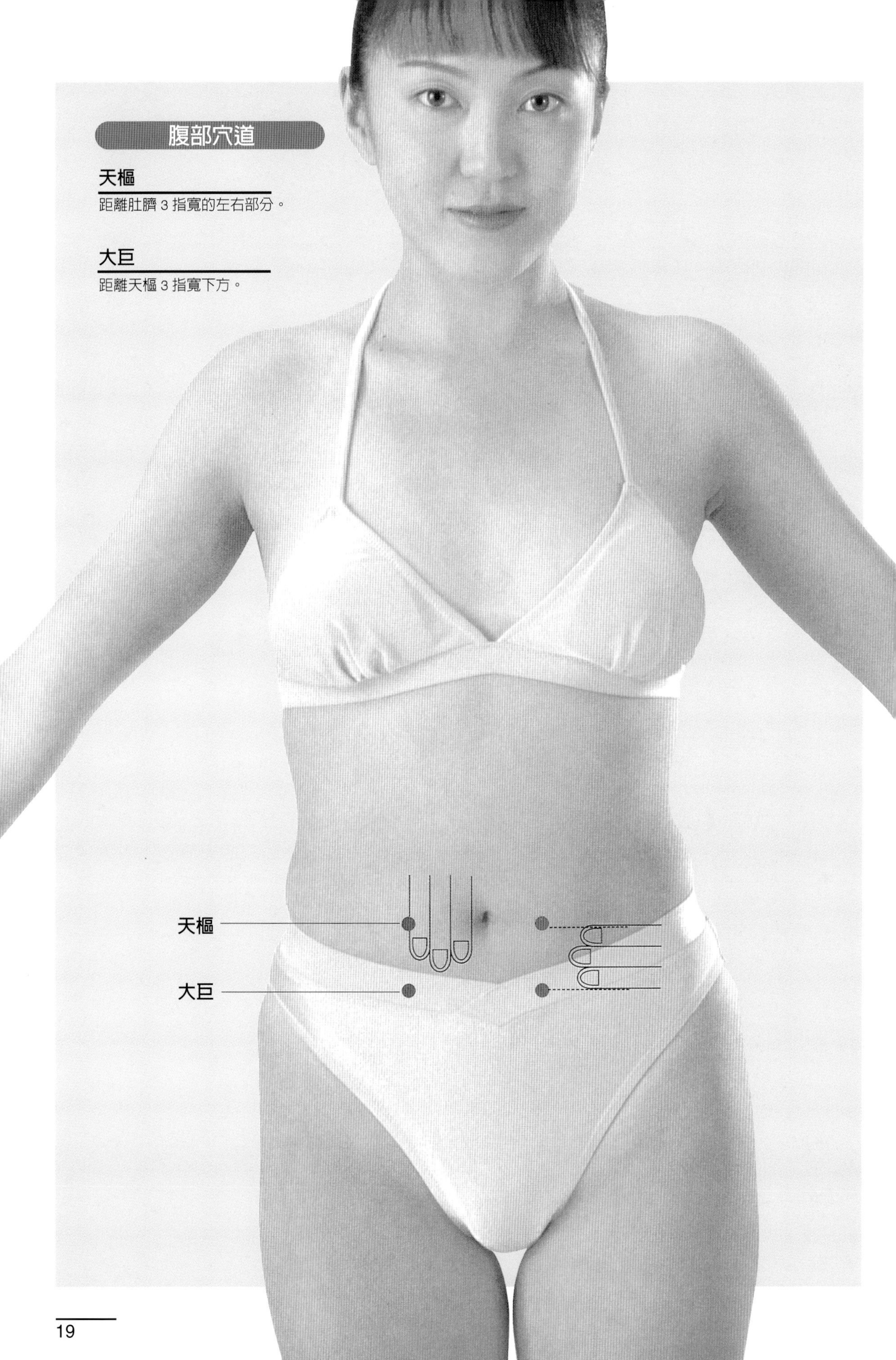
腹部穴道
天樞
距離肚臍 3 指寬的左右部分。
大巨
距離天樞 3 指寬下方。
天樞
大巨

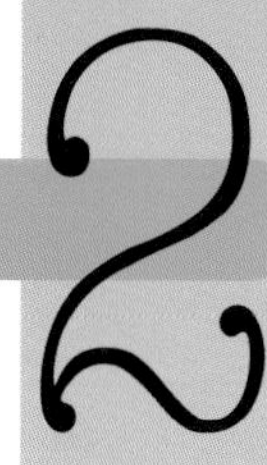

按壓的秘訣造成效果差

所謂指壓，就是利用手指施加壓力的療法。按壓感覺疼痛處（壓痛點），當然會產生某種程度的疼痛感，造成感覺很舒服的疼痛，才是指壓的前提。

只用手指按壓時，只對抵住部分施加壓力，反而會損傷肌肉或肌腱。因此，施行指壓治療的人好像將整個身體放在接受指壓者的上方似的，體重慢慢置於指尖，再慢慢放開手指。

由手指抵住到放開為止，時間約5秒鐘。尚未習慣時，可以慢慢數1、2、3、4、5。力量為3到5公斤。可先用手指在體重計上試壓，就能確認力道。

腰和腳部可自行進行指壓，腹部則請他人進行指壓較有效。

腰部指壓

①坐在椅子上，利用拇指以外的4指抵住腹部側，左右拇指抵住左右腎俞，好像用拇指支撐似的，將體重加在拇指上。手肘好像用力靠在椅背上似的按壓，就能順利施加壓力。由他人為你按壓時，必須同時指壓左右穴道。

②按壓腎俞一次後，挪移拇指位置，依序按壓志室、大腸俞、小腸俞。

③按壓所有穴道一次後，回到腎俞。這個動作總計進行3到5次。

利用椅背

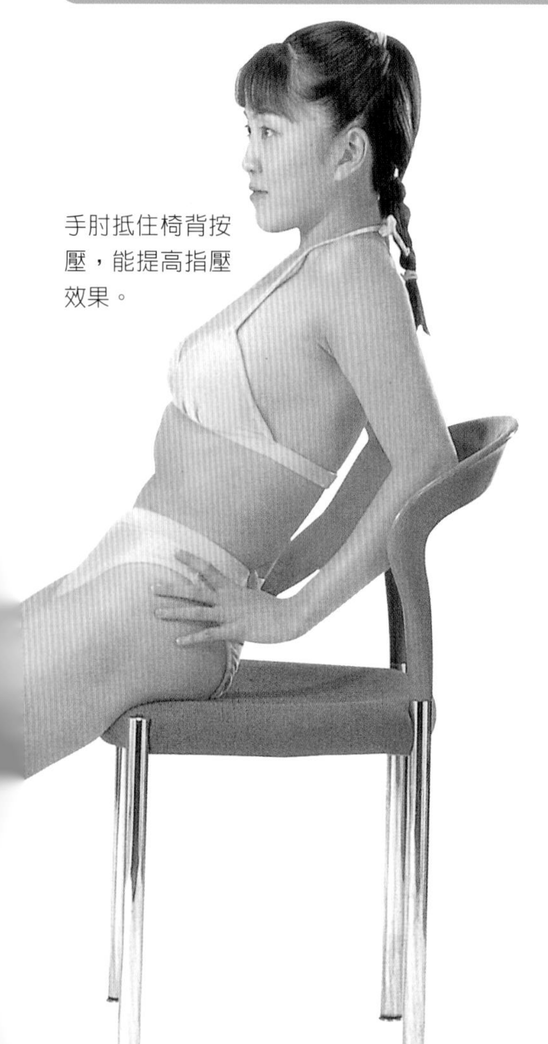

手肘抵住椅背按壓，能提高指壓效果。

好像利用整個身體按壓，
體重慢慢擺在指腹上，
再慢慢移開手指。

腳部指壓（參考22頁圖）

①此處只有指壓地機穴。坐在椅子上，身體前傾，找出地機穴。
②地機在小腿肚內側、膝後方橫紋高度下方5指寬處。
③先用拇指指尖慢慢按壓單腳地機穴，然後按壓另一腳的地機穴。
④按壓時的力道，以感覺稍微疼痛但很舒服（痛快）較有效。

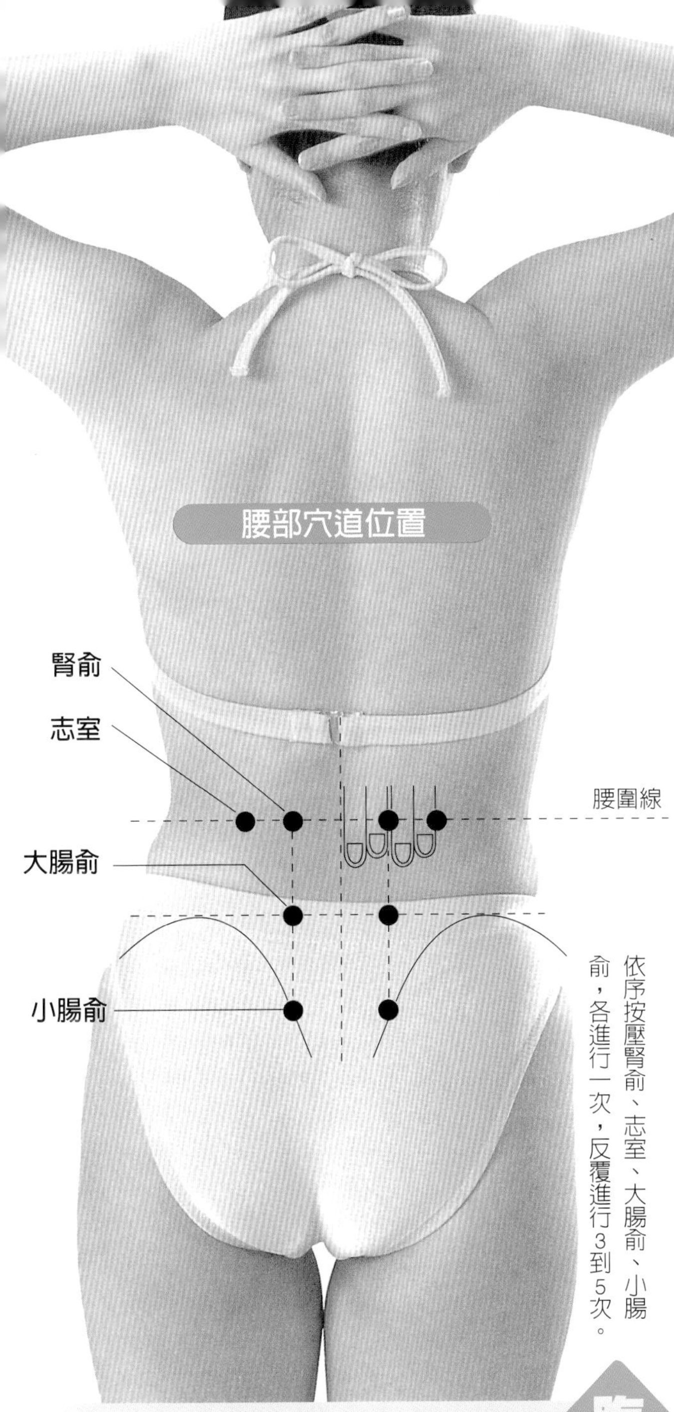

腰部穴道位置

腎俞
志室
大腸俞
小腸俞
腰圍線

依序按壓腎俞、志室、大腸俞、小腸俞，各進行一次，反覆進行3到5次。

指壓法

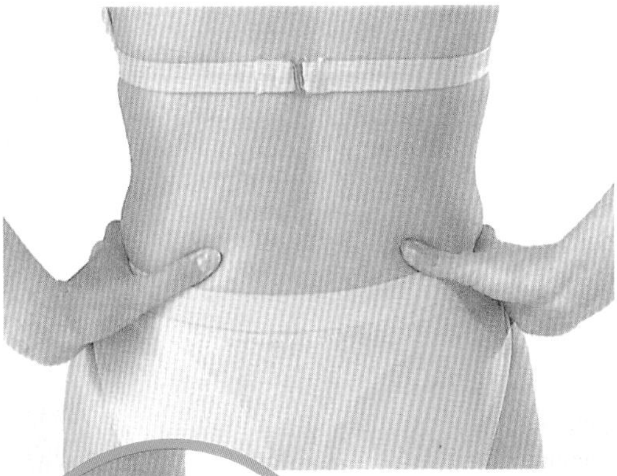

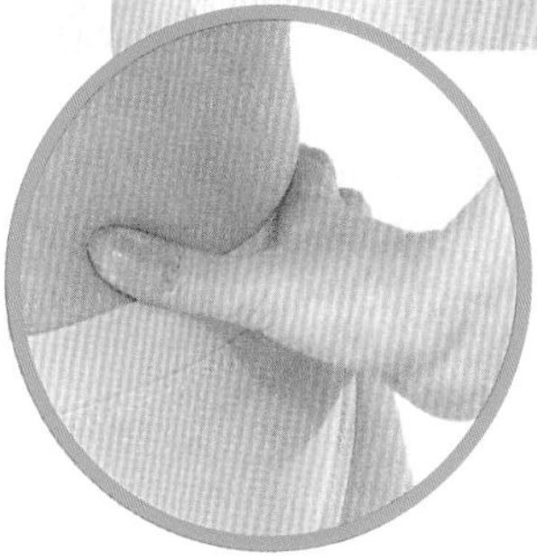

好像夾住側腹似的，拇指指腹抵住穴道，慢慢加諸力量。

手指抵住法

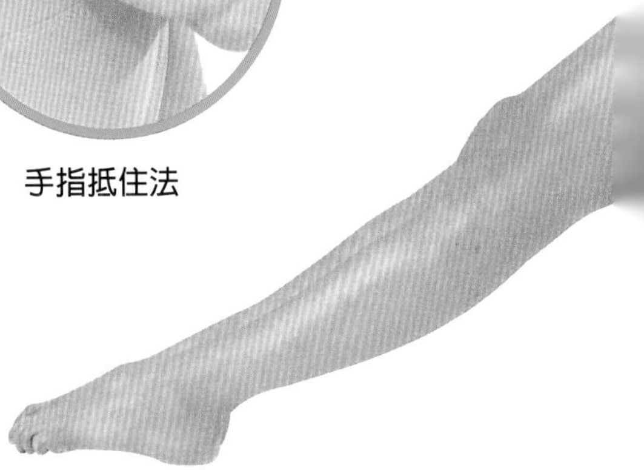

腹部指壓（參考23頁圖）

①接受指壓者仰躺，施行指壓者在其身旁跪坐。
②腹部中包含重要內臟，因此，不可將力道集中在其中一點，一定要擴散。好像將左右4指指尖重疊似的抵住穴道，身體前傾，同時體重置於手指上。
③從天樞開始進行指壓，結束後移到大巨。

（森山）

腳部穴道指壓

指壓法

坐在椅子上，身體前傾，自行指壓。
只按壓地機穴。用拇指指尖按壓。

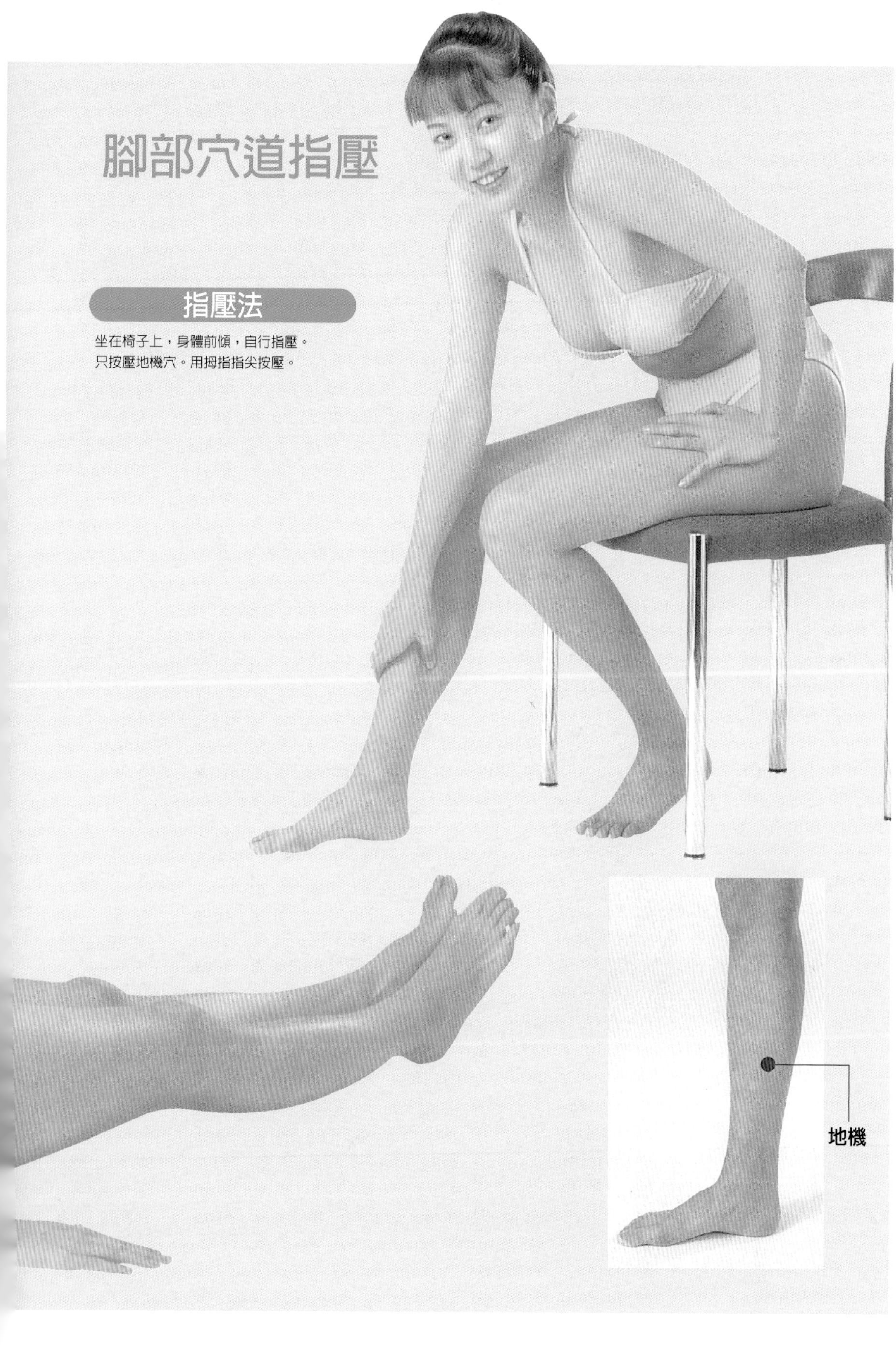

腹部穴道指壓

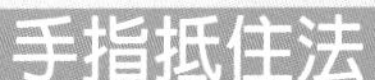

手指抵住法

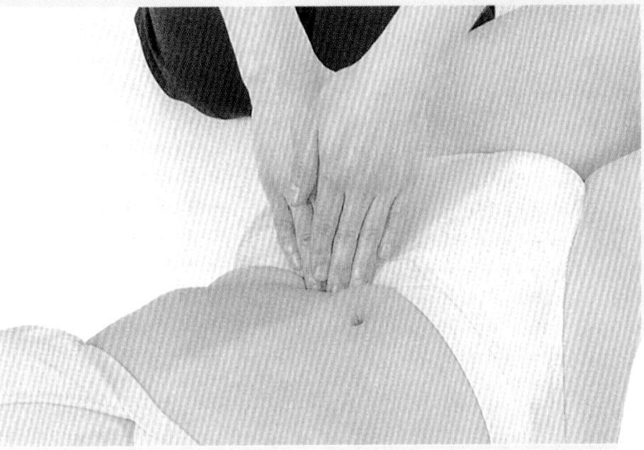

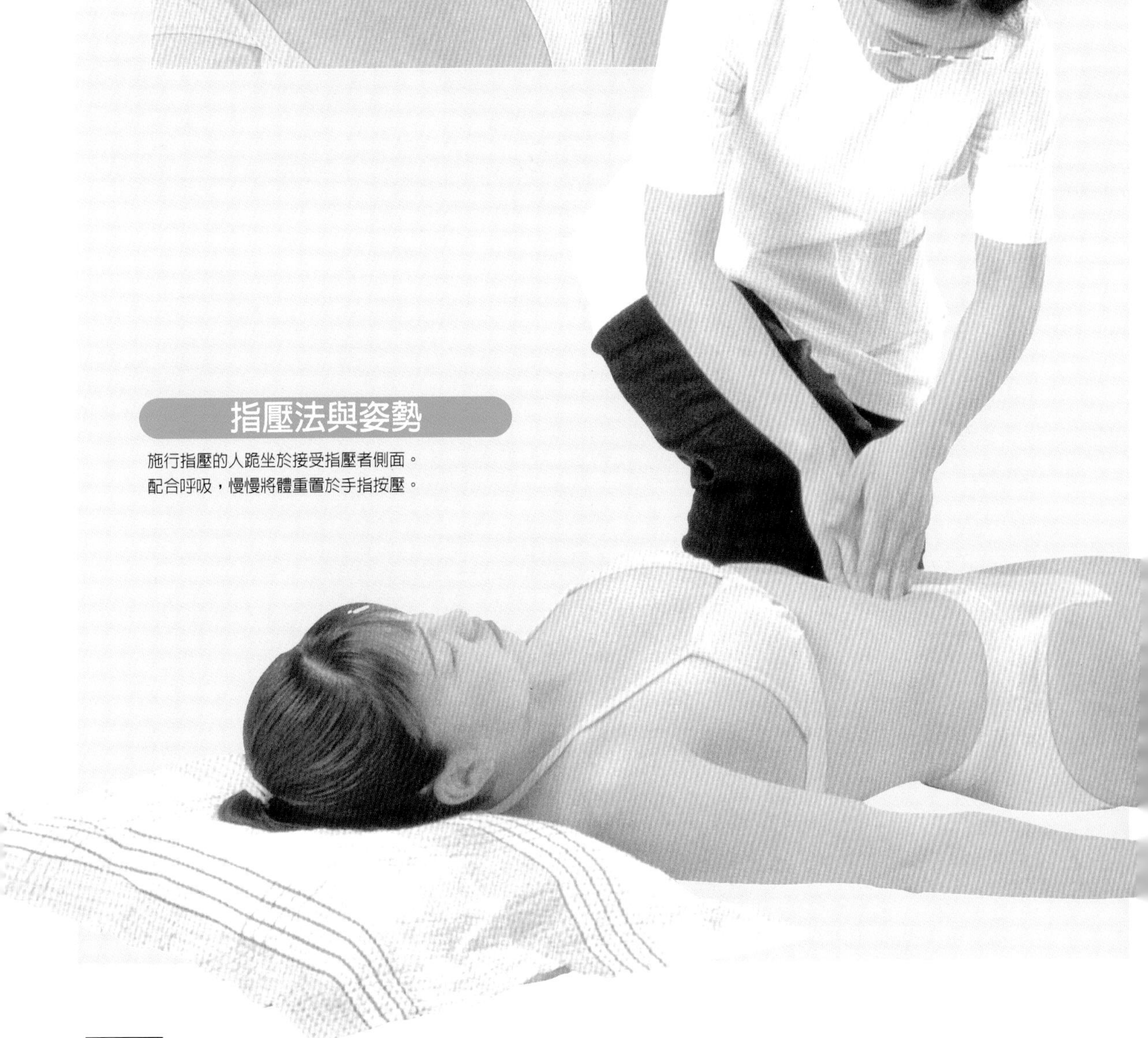

指壓法與姿勢

施行指壓的人跪坐於接受指壓者側面。
配合呼吸，慢慢將體重置於手指按壓。

1

去除腰痛、疲勞

摩擦肌肉、肌腱，或活動關節，使用手掌或手指去除肌肉疼痛、疲勞等療法，稱為按摩。

以下列舉利用手掌和手腕的方法。不論哪一種方法，基本上，施行按摩者的手和接受按摩者的皮膚必須緊密貼合。

使用手掌按摩時，手掌必須配合身體表面的凹凸而移動。移動場所時手不能完全離開，好像滑行似的移動。

原則上，由距離身體較遠處朝心臟方向前進。

有節奏的進行按摩當然令人覺得很舒服，但是在還沒有習慣之前，應該默數「1、2、3、4」，按照節奏慢慢進行比較好。

從腰→腳→臀部→腹部，依序進行按摩，腰部按摩約10分鐘，腳到臀部4到5分鐘，腹部按摩6到7分鐘，總計持續進行20分鐘比較好。

按摩法

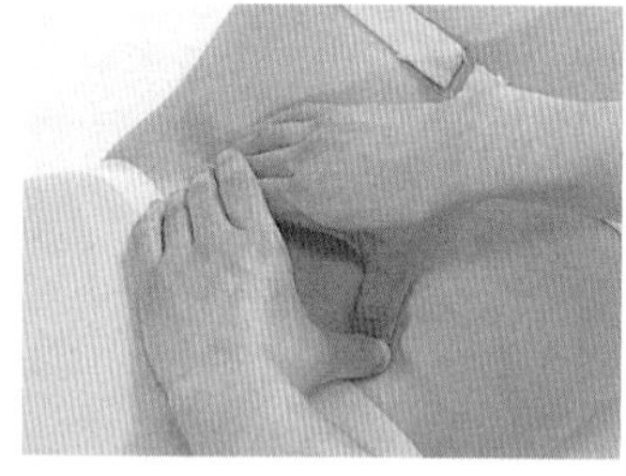

手掌與皮膚緊密貼合，具有節奏的搖動是按摩重點。

慢慢數「1、2」，同時利用拇指指腹，從面前往側面推壓肌肉。慢慢數「3、4」，用4指將肌肉拉回。

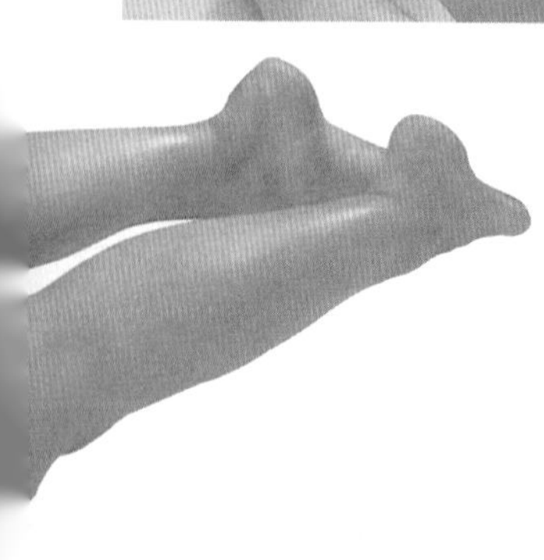

按摩部位

3cm 3cm 3cm 3cm

腰圍線

背骨左右約3㎝處縱向分布的肌肉。大約在3㎝寬、腰圍線上下手寬的範圍，進行按摩。

腰部按摩

①按摩背骨左右縱向隆起的肌肉（豎棘肌）。從背部中央算起3㎝左右的部分，3㎝寬、長度為腰圍線上下手寬的區域。

②接受按摩者俯臥。施行按摩者跪立在側面。雙手手掌縱向貼合在兩區域，最初輕輕按摩，然後慢慢施加壓力摩擦，稱為輕擦。腰以外的部位也可以一開始就採取這個方法。

③接著，手與身體好像呈直角似的按摩。

雙手4指和拇指張開，越過背骨，抓住背骨兩側的區域。只用手指很難抓住，因此，好像用手掌按壓似的抓住較好。

④慢慢數「1、2」，同時利用拇指指腹，從面前朝對面進行推壓肌肉的動作。

⑤接下來慢慢數「3、4」，同時利用4指將肌肉朝面前拉回。

⑥與輕擦不同的是，這時摩擦皮膚不會覺得很舒服。數「1、2」推壓，數「3、4」拉回的動作，好像划船般移動。

（森山）

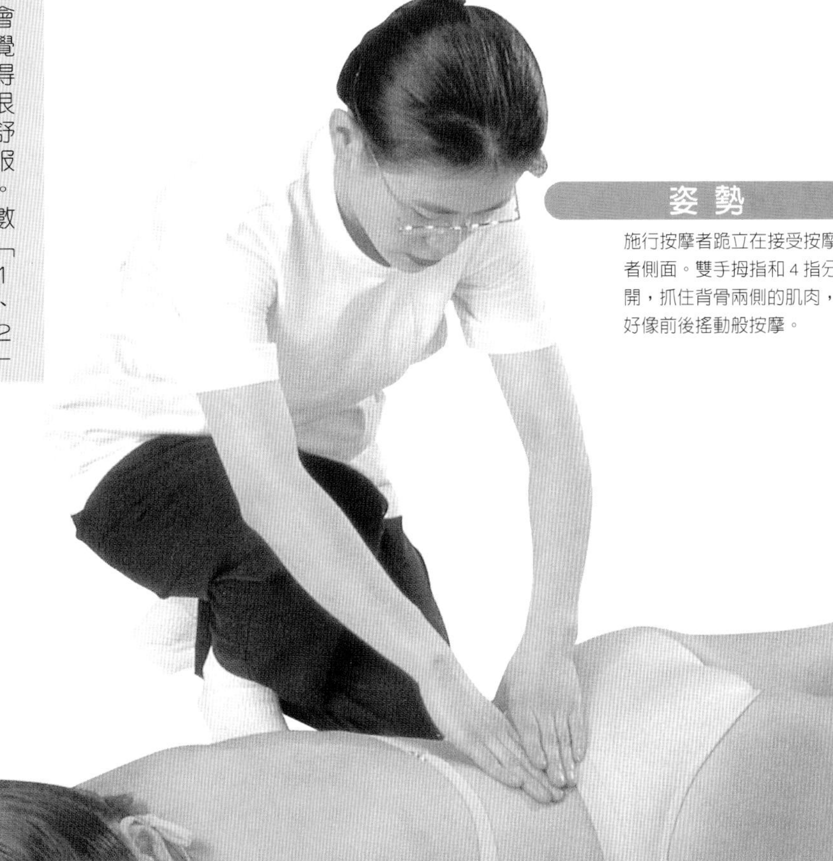

姿勢

施行按摩者跪立在接受按摩者側面。雙手拇指和4指分開，抓住背骨兩側的肌肉，好像前後搖動般按摩。

按摩治療 2

去除臀部、腳部、腹部痠痛

腰部按摩結束後，對於腳到臀部、腹部進行按摩。

腳部按摩

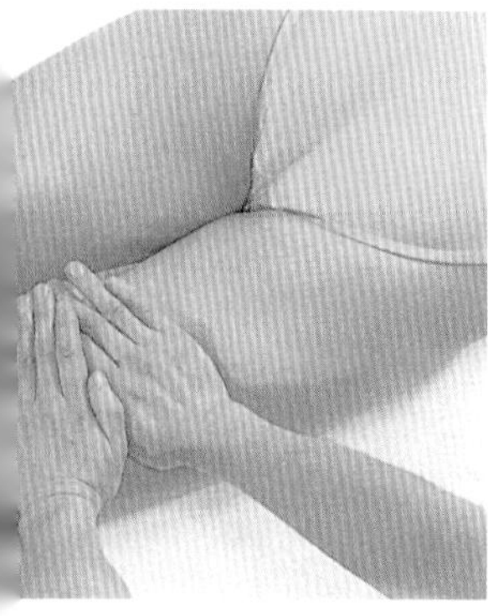

1 放鬆手部力量，手腕朝肌肉對面側移動。

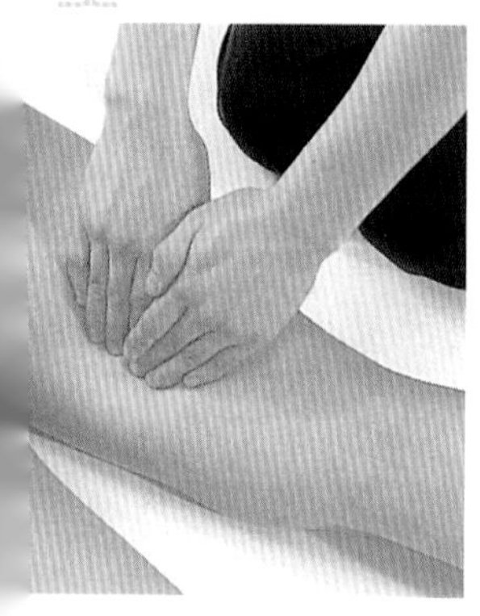

2 數「3、4」，朝面前拉回。

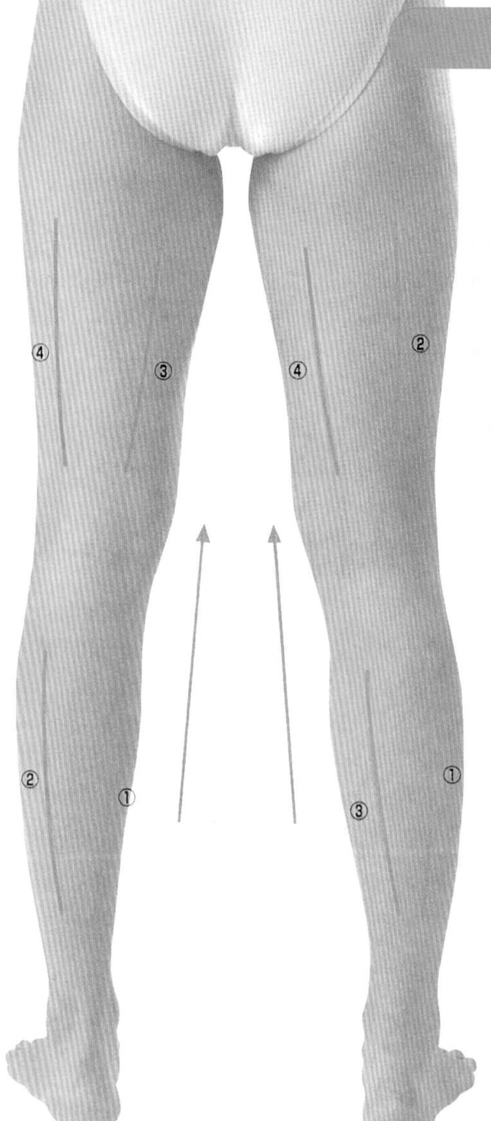

按摩部位（腳→臀部）

臀部與腳部按摩

①腳部按摩由下往上，到臀部肌肉結束之陷凹處附近為止的範圍，進行按摩。

②接受按摩者，與按摩腰時同樣採俯臥姿勢，施行按摩者跪在接受者腳根部側面，配合按摩區域挪移位置。

③首先，利用雙手手掌縱向貼於兩邊區域，輕輕撫摸（輕擦），最初力量較

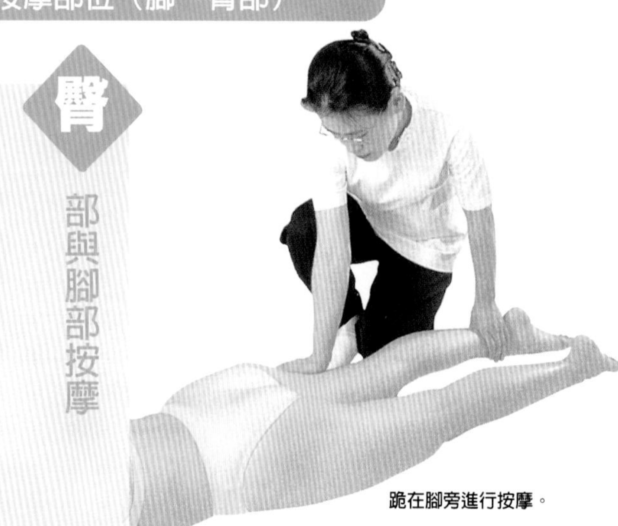

跪在腳旁進行按摩。

腹部按摩

進行腹部按摩時，不可以太用力，依划槳的要領進行。

①接受按摩者仰躺，施行按摩者跪在一旁。

②按摩部位為肚臍周圍，以及距離肚臍3指寬，上下手寬的範圍，3㎝寬朝上擴展的斜向區域。

③首先，雙手手掌對肚臍左右區域由肚臍往外輕擦。

④接著，雙手交疊成山，好像碗一樣蓋在肚臍上，不要壓肚臍，只就其周圍往右轉，施加壓力。

⑤結束後雙手交疊，在肚臍左右的區域中，手腕抵住面前側，4指越過肚臍，抵住對面側區域。

⑥利用手腕時，慢慢數「1、2」，同時將面前側朝對面推壓，數「3、4」，利用4指將對面側朝面前拉回。

不可強烈刺激內臟，所以不要朝正下方用力。重點是，好像划槳般反覆推壓和拉回的動作。

（森山）

按摩部位（腹側）

A 雙手好像碗一樣蓋住肚臍，對肚臍周圍朝右轉，施加壓力按摩。

B 其次，由距離肚臍3指寬的左右位置開始，上下手寬區域，以3㎝寬的幅度移動。

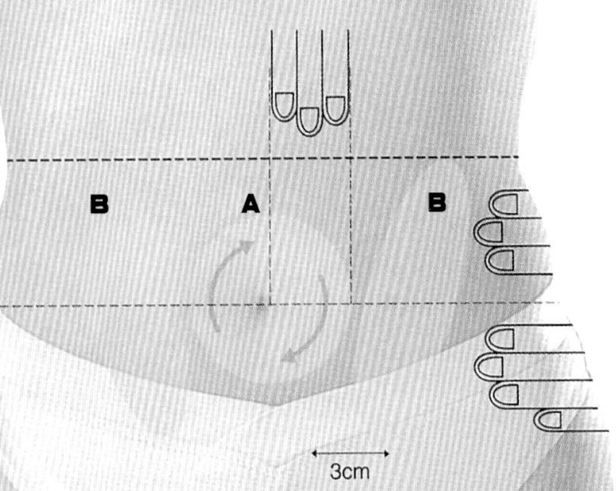

腹部按摩

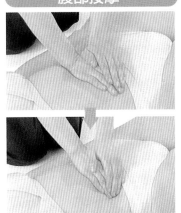

利用手腕推壓右圖B區域肌肉，接下來重疊左右手拇指以外的4指，朝面前拉回。

肚臍周圍的按摩

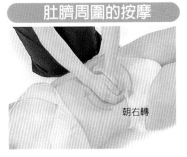

朝右轉

雙手交疊形成碗狀，蓋在肚臍上方，朝右轉，對於周圍（右上圖A）輕輕施加壓力。

輕，慢慢加重力量，這一點與按摩腰部相同。

④如果只用手指揉捏腳部，會覺得疼痛，所以必須使用手掌根部(手腕)，將慣用手的手掌抵住一側的腿部肌肉面前側，整個手掌貼於腿部，好像與肌肉成直角相接似的，將體重加諸手上，慢慢數「1、2」，同時朝對面推壓。

⑤接下來放鬆手部力量，手腕移到肌肉對面，慢慢數「3、4」，將肌肉朝面前拉回。

⑥從上方或下方開始都可以。單腳按摩結束後，以相同要領按摩另一腳。

出現刺痛時

當身體疲勞，或是突然進行不自然的動作時，強烈疼痛襲擊腰部。

這時，將疼痛側朝上，拱起背部躺著，如果疼痛原因不是來自骨折或椎間盤突出症等重症疾病，2到3天內症狀就能減輕。

是否有盡早緩和疼痛的方法？

這類疼痛出現的原因，通常是腰部肌肉過度緊張、收縮而造成的，因此，只要放鬆腰部肌肉，就能杜絕疼痛根源。

首先，必須藉著冷敷或熱敷去除緊張。

對於疼痛特別強烈處，使用冷灸較有效。

此外，可以藉著不勉強的動作伸展收縮的肌肉。

伸展腰部肌肉時，大部分的人會想到背部往後仰的動作，但這是錯誤的想法。相反的，拱起背部才能伸展腰部肌肉。

1

坐在小凳子上，手肘置於膝上，利用手掌支撐下顎。

拱起背部，緩和疼痛

①準備一個浴室使用的約20㎝高凳子。

②坐在凳子上，手肘置於膝上，利用手掌支撐下顎，停止2到3分鐘。支撐頭部，下意識慢慢放鬆腰部力量。

③頭部稍微上抬，當疼痛不再強烈時，前臂橫陳於膝上，將手部當成支撐棒，好像慢慢伸展腰部肌肉似的，頭部慢慢前傾。

④頭部一直前傾，直到手搆著地面為止。手擺在雙腳間碰到地面，利用手支撐頭部，同時頭部儘可能低下，保持這個姿勢2到3分鐘。此外，也

先進行冷敷，去除肌肉緊張，拱起背部也不錯。

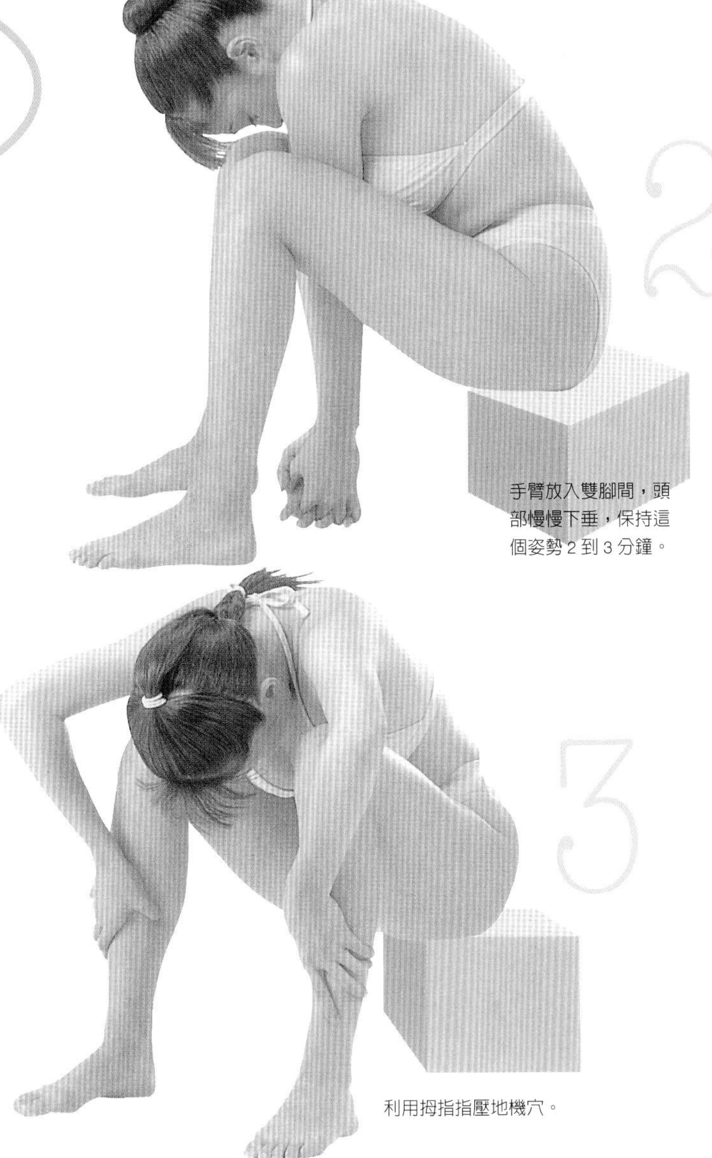

手臂放入雙腳間，頭部慢慢下垂，保持這個姿勢2到3分鐘。

利用拇指指壓地機穴。

冷 灸法

①疼痛強烈時，趴下會覺得很疼痛，因此，可將疼痛側朝上側躺。

②手拿著紙杯做成的冰，抵住疼痛最強烈的部位，稍微施加力量，慢慢按壓。因急性腰痛必須躺下時，可以利用裝入塑膠袋中的冰，抵住疼痛強烈處。

③抵住冰塊，感覺消失後，將冰拿開，休息1分鐘。反覆進行，直到皮膚發紅為止。結束後擦乾水分，避免腰部著涼。

（森山）

可以利用拇指指壓腳部的地機穴，直到感覺舒服為止。

⑤稍微休息，可以組合溫熱療法，慢慢泡溫水澡，更有助於放鬆腰部肌肉。站起來仍然覺得疼痛強烈時，必須再次反覆進行上述動作。

冷灸部位

A 腰部正中央。以腰圍線下方約 5 ㎝為中心，直徑 4 到 5 ㎝的圓內。

B 腰圍線上，以背骨左右約 3 ㎝為頂點，在左右腰骨高度，以手寬範圍為底邊之直角三角形內側。

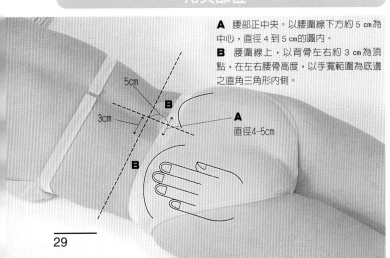

5cm
3cm
B
A
直徑4-5cm
B

中高年齡層常見的腰部沉重、倦怠、疼痛

熱敷足腰。早上躺在床上做體操，一整天都覺得腰部輕鬆。

過了中年後，許多人雖然沒有進行用力的工作，但是卻覺得腰部沉重、疼痛。

年輕時，體內所有組織都具有彈性，即使進行一些勉強的動作也無妨。但隨著年齡增長，背骨連接處的椎間盤磨損，支撐背骨的腰和腹部肌肉衰弱，容易引起腰痛。尤其腹部肌力降低時，造成腰部肌肉更大的負擔，導致腰痛的例子並不少少。

此外，足腰冰冷導致血液循環不良、肌肉緊張增強，也會引起腰痛。利用冰袋做成熱敷墊熱敷（參考10~11頁），上班時可將拋棄型熱敷墊塞入內衣、內褲間，熱敷疼痛部位。

除此之外，伸展腰部肌肉、加強腹肌，儘可能進行下述動作。

以輕鬆的姿勢進行

用熱毛巾包住加熱的熱敷袋，墊在腰下。

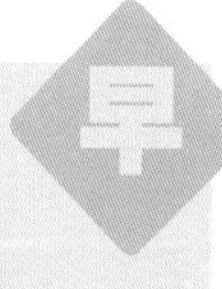

早上躺在床上

①清醒後下床之前，掀開棉被，慢慢深呼吸。

②雙膝直立，慢慢數「1、2、3、4」，腳倒向單側。

③數「5、6、7、8」，腳還原，再倒向相反側。

④左右各進行5到6次。調整呼吸後再起床，就可以預防閃腰。

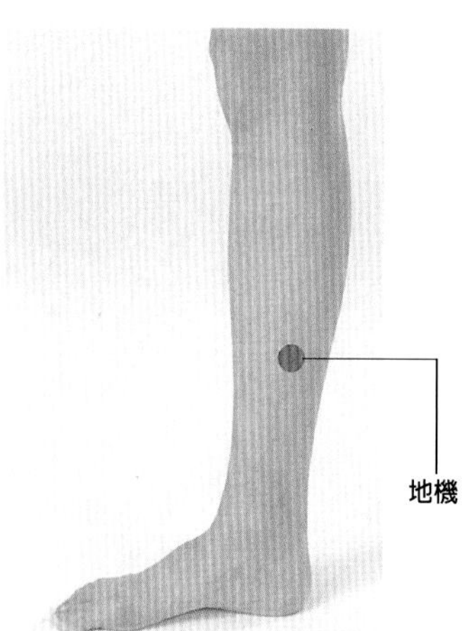

以感覺痛快的程度，對腳部地機穴指壓3分鐘。

0 作中

①持續進行一個半到二小時的辦公桌工作時，必須進行以下的動作。

首先，為避免上身前傾時撞到桌子，必須先拉開椅子和桌子的距離。

②手置於膝上，以手為支柱，將上身慢慢前傾，同時指壓地機穴。

③胸部碰到膝蓋頭時，如果不會感覺腰部強烈疼痛，就好像抱膝似的彎下整個腰部。進行這個動作有助於伸展因工作而緊張的腰部肌肉，促進血液循環。

工作中

1

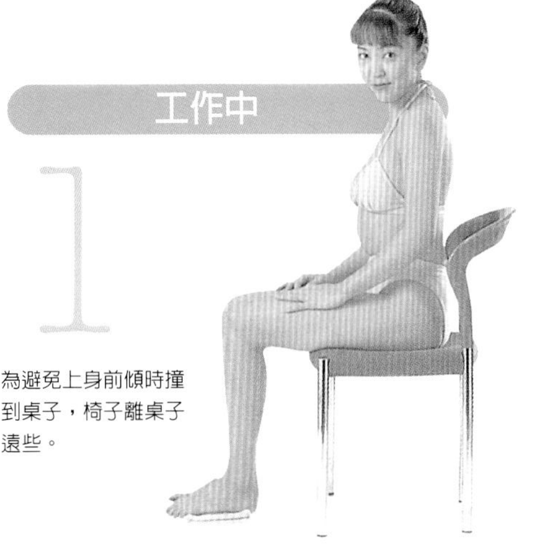

為避免上身前傾時撞到桌子，椅子離桌子遠些。

2

手扶膝，上身慢慢前傾。

3

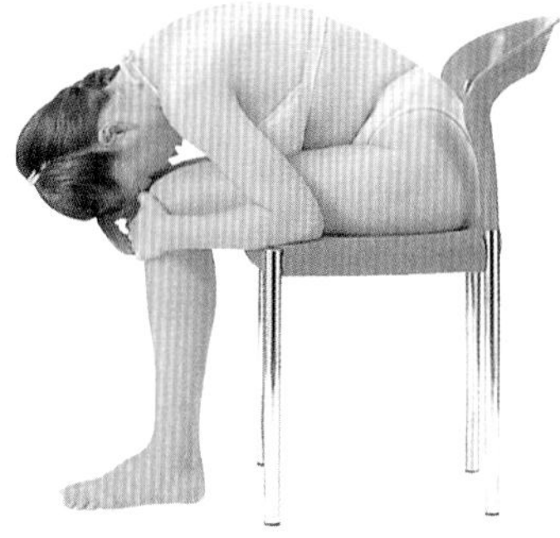

胸部碰到膝蓋頭，腰部不會覺得強烈疼痛時，雙手抱膝。

早上躺在床上

1

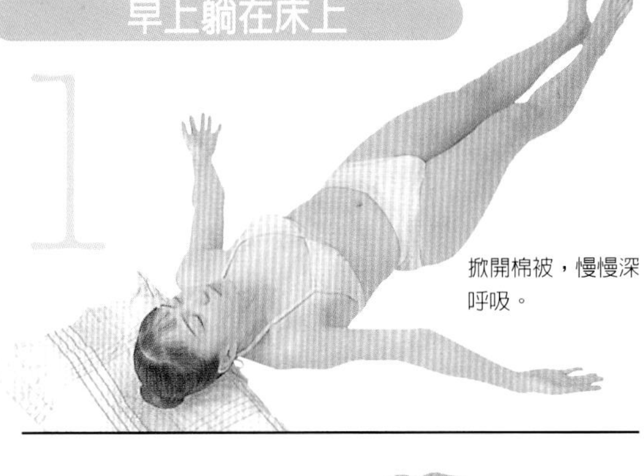

掀開棉被，慢慢深呼吸。

2

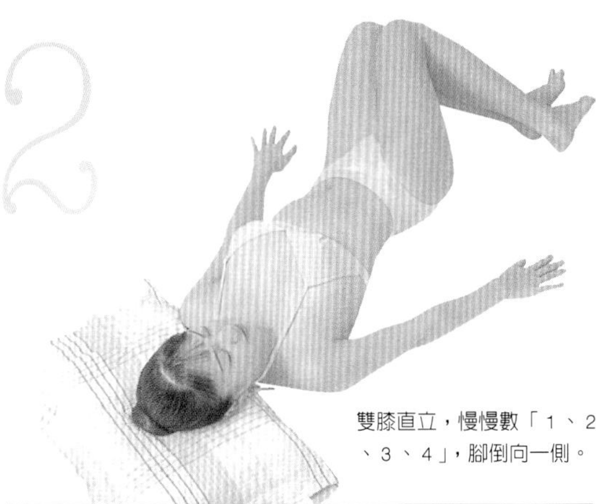

雙膝直立，慢慢數「1、2、3、4」，腳倒向一側。

3

數「5、6、7、8」，腳還原，倒向相反側。

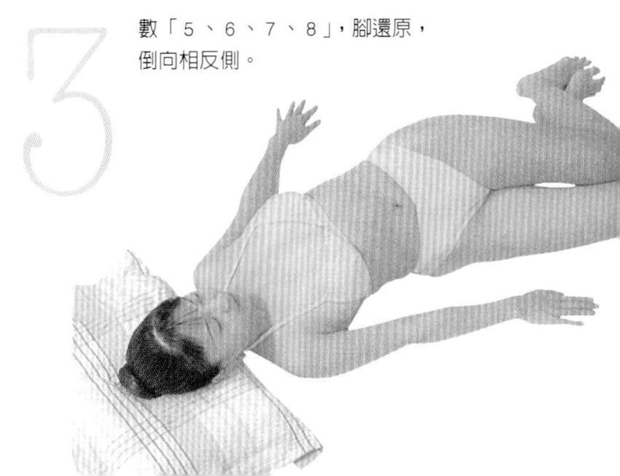

工 作中、車上

坐在椅子上，一天進行三次，就能強化腹肌。

①挺直上身，慢慢數「1、2、3、4」，腹部肌肉用力，邊吐氣，邊收縮腹部。

②保持收縮腹部的狀態，數「5、6、7、8」，臀部肌肉用力，收縮肛門肌肉。反覆進行5到6次。

（森山）

因為會議疲勞導致腰痛

指壓腳與腰的穴位，促進血液循環，對紓解駕駛疲勞也具效果。

長時間開會後，總覺得腰部疼痛，這是因為腰部肌肉長時間保持同樣的緊張狀態而造成的。由這個理由來看，開車也同樣會造成腰痛。

因為持續坐著，血液流到腳部，造成血液循環不良。長時間採取坐姿後，刺激腰部穴道，能夠放鬆肌肉的緊張，同時指壓腳部穴道，揉捏肌肉，就能促進血液循環。

接下來介紹的方法，可以利用午休或休息時間，在辦公室或車上進行。平常可以捲起浴巾，墊在椅子和臀部間填滿縫隙，腰部就不容易疲勞。

因會議或開車疲勞導致的腰痛療法

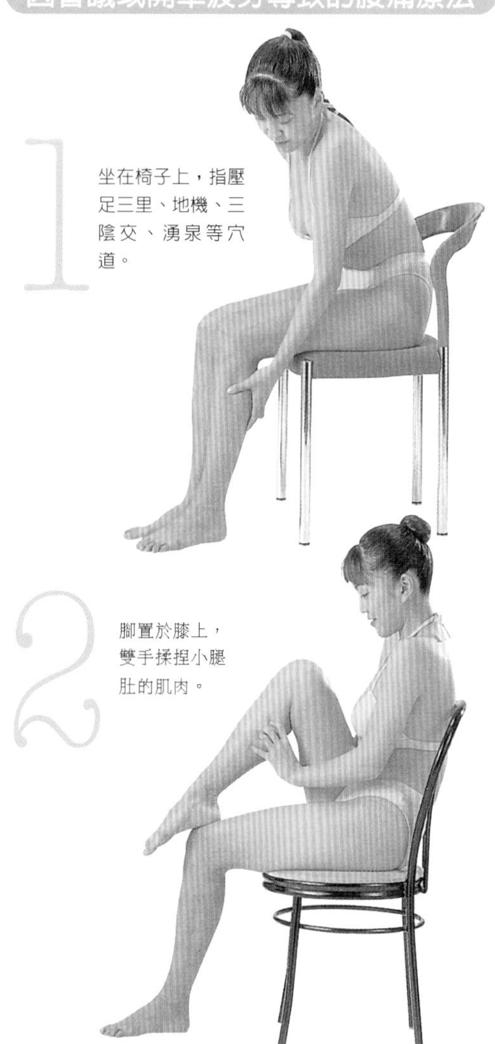

1 坐在椅子上，指壓足三里、地機、三陰交、湧泉等穴道。

2 腳置於膝上，雙手揉捏小腿肚的肌肉。

腳部穴道指壓

①指壓足三里、地機、三陰交等穴道，以及腳底的湧泉穴。足三里位於膝蓋頭下4指寬的地方。地機在小腳肚內側膝後側橫紋高度下方5橫指處，三陰交在內踝上方4橫指處，湧泉在腳趾根部下方5㎝處。

②坐在椅子上，利用拇指反覆按壓足三里、地機、三陰交與湧泉3到5次，另一腳也以相同方式指壓。

③指壓結束後，將腳擺在膝上，雙手揉捏小腿肚的肌肉。

（森山）

腰部指壓

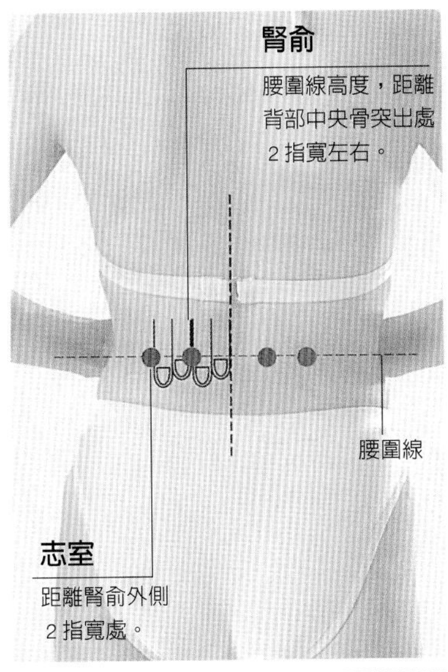

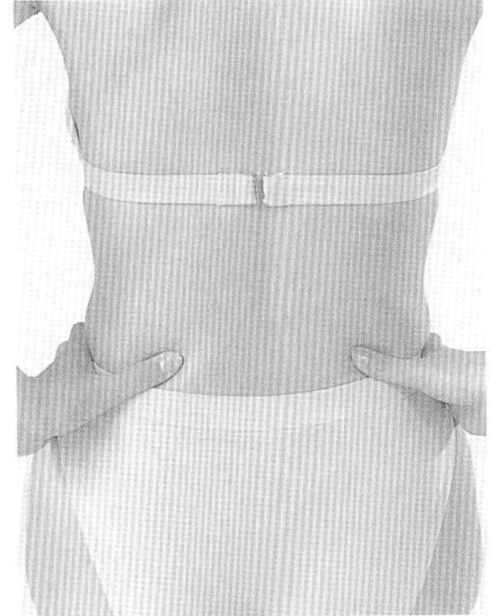

坐在椅子上，拇指指腹抵住腎俞，其餘4指抵住腹部側面，進行指壓。

利用空瓶刺激腰

①將可樂或果汁空瓶用毛巾裹起來。

②擺在背部與椅背間的腰圍線高度上，身體稍微前傾，抵住背部。

③在距離腰圍線上下，以約手寬的距離間移動空瓶，刺激5分鐘。

空瓶抵住腰部

將空瓶用毛巾包住，塞在椅背和腰間。

腳部穴道

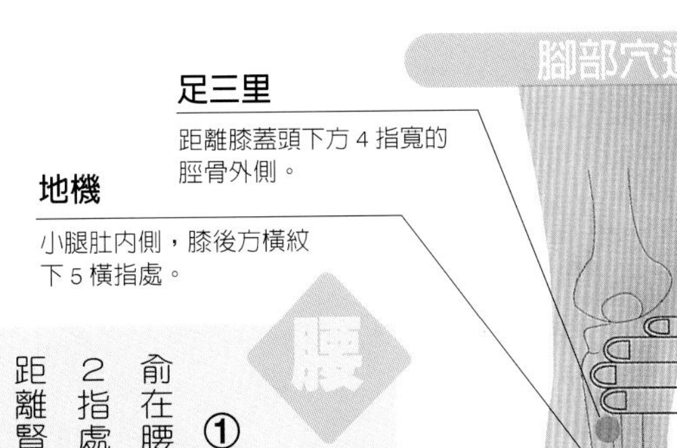

足三里
距離膝蓋頭下方4指寬的脛骨外側。
地機
小腿肚內側，膝後方橫紋下5橫指處。
脛骨
三陰交
內踝上方4橫指處。

湧泉

第二趾與第三趾間，到腳跟中央為止的直線上，距離腳趾根部下方5cm，彎曲腳趾時形成的皺紋中央。

5cm

湧泉

腰部指壓法

①使用腎俞與志室兩個穴道。腎俞在腰圍線高度，背部中央骨端左右2指處，志室則在與腎俞同樣高度，距離腎俞外側2指寬處。

②坐在有靠背的辦公椅或駕駛座上，拇指以外的4指抵住腹部側面，拇指指腹按在腎俞上。保持這個姿勢，手肘置於靠背，慢慢將重量置於靠背。

③結束腎俞指壓後，指壓志室。反覆3到5次。

（森山）

打高爾夫球，突然疼痛時

只對疼痛側的腰部穴道志室進行指壓，別忘了一併進行按摩。

打高爾夫球時，只朝一個方向用力扭腰，屬於無法取得左右平衡的運動，因此，平常沒有鍛鍊身體的人突然揮桿時，可能損傷腰部。

打高爾夫球引起腰痛的情形，年輕人因為腰部肌肉靈活，因此慣用臂的相反側引起腰痛；年齡較高者或胖者 因為腰部扭轉不靈活，好像推壓似的扭轉腰部，因此引起與慣用臂同側的腰痛。治療法以疼痛側的腰為主，進行治療。

打高爾夫球時經常使用的肌肉，包括背骨兩側的豎棘肌，以其第十一條肋骨到髂骨上方內側的腰方肌、側腹的腹斜肌、腳部肌肉等。治療方法是指壓與按摩一併進行。

腰部按摩與指壓

①距離背部中央３㎝附近，３㎝寬、腰圍線上下，以手寬的距離進行按摩。

②施行按摩者跪在接受按摩者腰部側面，雙手手掌呈直角抵住兩個區域，最初慢慢施加力量輕擦。

③腰圍線高度，背骨突出處 下方４橫指外側的穴道是志室。利用拇指指腹抵住左右的志室，身體慢慢前傾，同時斜向用力推壓。反覆３到５次。單側疼痛的人，只對疼痛側的志室進行指壓。

④橫跨背骨，拇指抵住兩區域的面前側，對面側則用４指抵住。

按摩部位與姿勢

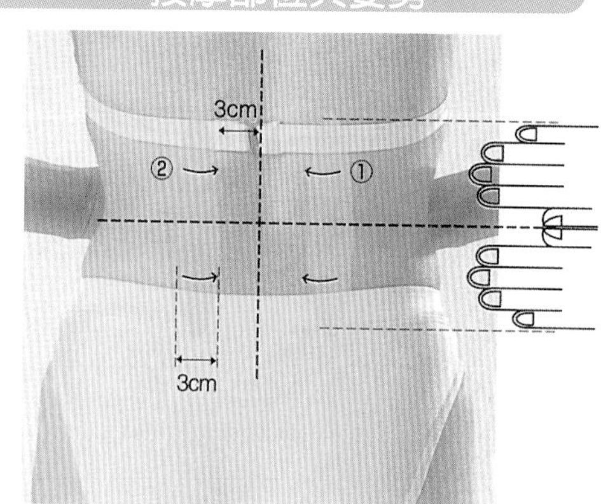

背骨左右約３㎝處，縱向分布的肌肉，寬３㎝、距離腰圍高度上下手寬的部分，依照①、②的順序按摩。

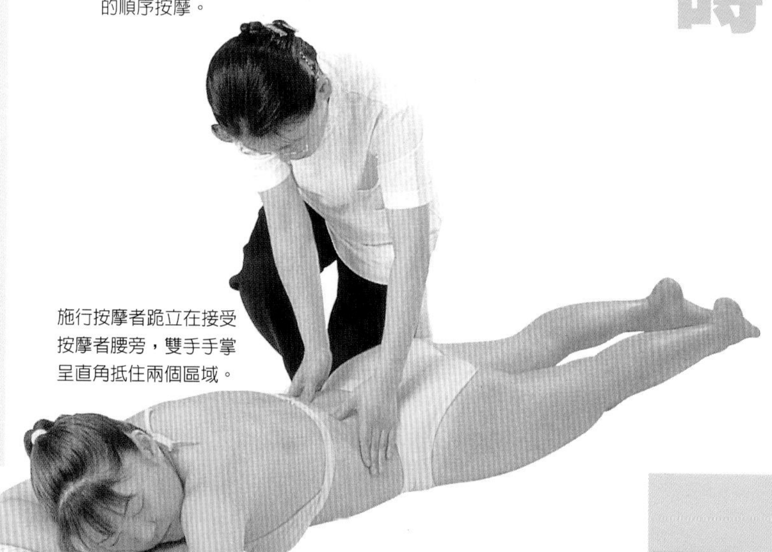

施行按摩者跪立在接受按摩者腰旁，雙手手掌呈直角抵住兩個區域。

腳部強化與按摩

腳部疲勞和疾病是造成腰痛的原因。一旦腳部疲勞、產生疾病時，勉強走路會出現扁平足傾向。走路造成膝蓋內側的負擔，同時大腿外側緊張，對腰椎造成壓力，因此引起腰痛。去除腳部疲勞，就能減輕腰痛，進行以下的運動有效。

①用力開合、伸展腳趾。

②在地板上踮起腳尖，利用樓梯進行腳跟上抬、放下的運動。

③為了刺激、鍛鍊腳底，必須踏青竹。

④進行腳部按摩（參考26頁）。

（森山）

腰部指壓

1

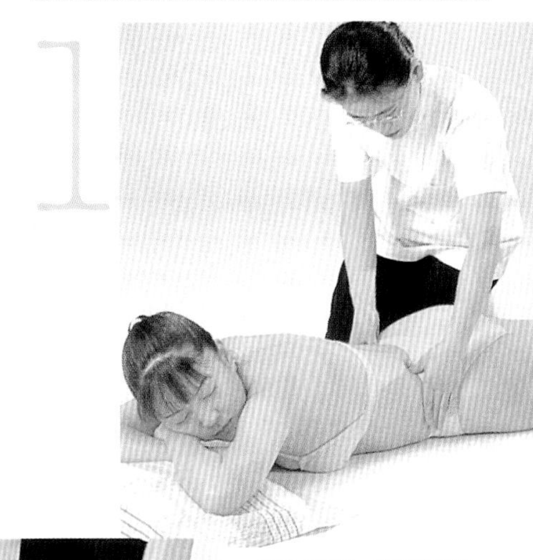

指壓志室時，施行按摩者慢慢將身體前傾、按壓。

志室指壓

2

使用拇指指腹，對左右志室斜向朝內側推壓。

腳部按摩

使用手腕，與肌肉延伸方向成直角推壓肌肉，然後拉回。

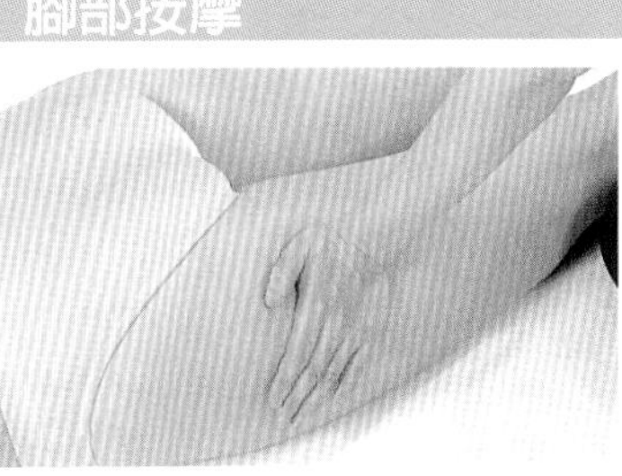

⑤以划槳的要領，拇指指腹慢慢的由面前朝對面側推壓，接下來，利用4指指腹由對面側拉回面前。進行這個按摩，能同時去除腹部側的腹斜肌緊張。持續5分鐘。

按摩部位（臀部、腳部）

去除腳部疲勞的方法

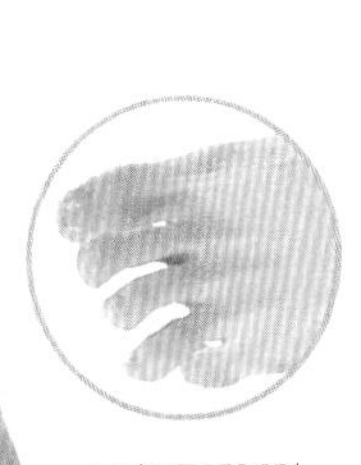

用力張開腳趾。

在地板上踮腳尖。

女性特有的腰痛

仔細指壓腹部
左側後熱敷，別忘了
一併指壓腳與腰部。

女性的腰痛煩惱中，特別常見的是生理痛，或是有便秘傾向、手腳冰冷症者，也會出現腰痛。這種傾向強烈的人，腹部左側容易瘀血，對於這個部分仔細治療後，也要一併進行腰、腳部的治療。

腹部穴道

僅指壓腹部左側穴道。

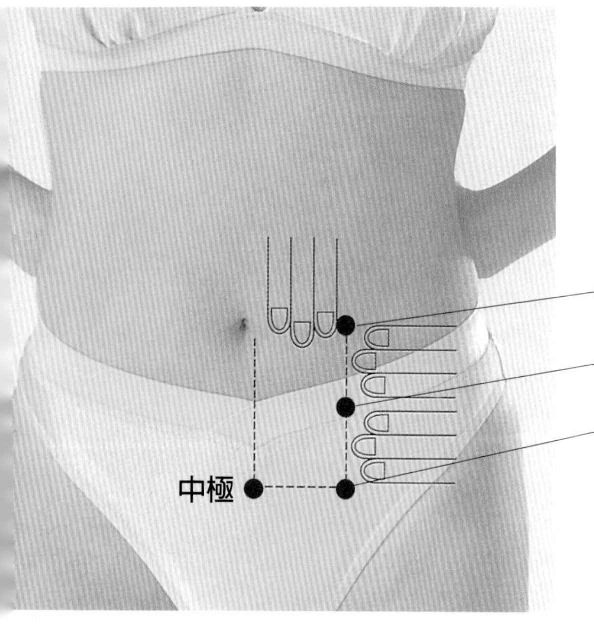

天樞
肚臍左側3指寬處。

中極
肚臍下方6橫指處。

大巨
天樞下方3指寬處。

水道
大巨下方，與中極同高處。

腹部指壓與按摩

①使用的穴道，包括下腹部左側的天樞、大巨、水道、中極四個。天樞位於肚臍高度，距離肚臍3指寬的左右。大巨則在天樞正下方3指位置，水道在大巨正下方3指位置，中極與水道在同樣高度，位於肚臍正下方。

②接受治療者仰躺、露出腹部。

③首先，單手手掌輕擦肚臍左側的穴道周邊。

④其次進行指壓。雙手4指交疊，抵住天樞，身體前傾，體重慢慢加諸手指，再慢慢放開手指。對於大巨、中極、水道也同樣進行指壓，再度回到天樞。一連串動作持續進行3到5次。

⑤指壓結束後，保持仰躺狀態，在進行指壓穴道周邊的內衣、內褲間塞入拋棄型熱敷墊，熱敷15分鐘。

腰部指壓（參考39頁圖片）

①左右一併指壓腰部穴道。穴道位於背骨突出處外側，2指寬左右，距離腰圍線4指下方有大腸俞，大腸俞4指下方有小腸俞，小腸俞2指下方有膀胱俞，膀胱俞2指內側有次髎，距離膀胱俞2指外側為胞肓，胞肓2指下方為秩邊，秩邊內側、膀胱俞下方為白環俞。

②輕擦這些穴道周邊後，用拇指指腹加諸體重，慢慢按壓兩側穴道。依大腸俞、小腸俞、次髎、膀胱俞、胞肓、白環俞、秩邊的順序，反覆指壓3到5次。

使用拋棄型熱敷墊

在指壓過的穴道周邊，內衣、內褲間塞入熱敷墊，進行熱敷。

施行按摩者身體前傾，慢慢將體重置於手指，再慢慢放開手指。

腹部穴道指壓法

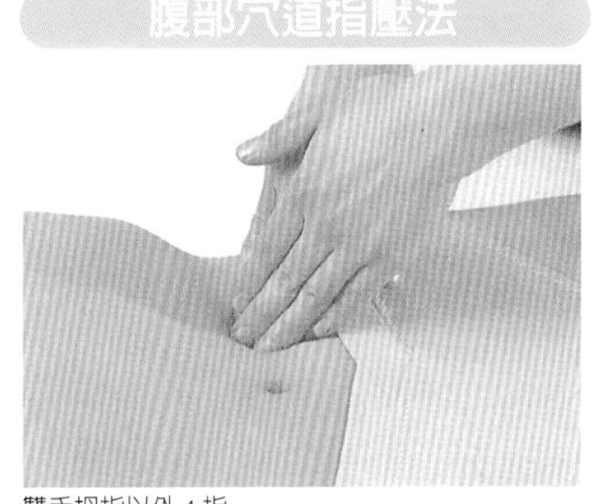

雙手拇指以外4指重疊按壓。

腳部指壓與熱敷法（參考38頁圖）

①使用距離內踝4指寬上方，脛骨後緣的三陰交穴，以及彎曲腳趾時，腳底形成陷凹處的湧泉穴。

②坐下，單腳置於膝上，對於兩處穴道反覆指壓3到5次。

③指壓結束後，坐在椅子上。將原本用來熱敷腹部的拋棄型熱敷墊擺在腳底，熱敷15分鐘。只治療腳部時，在公司內也可以進行。

（森山）

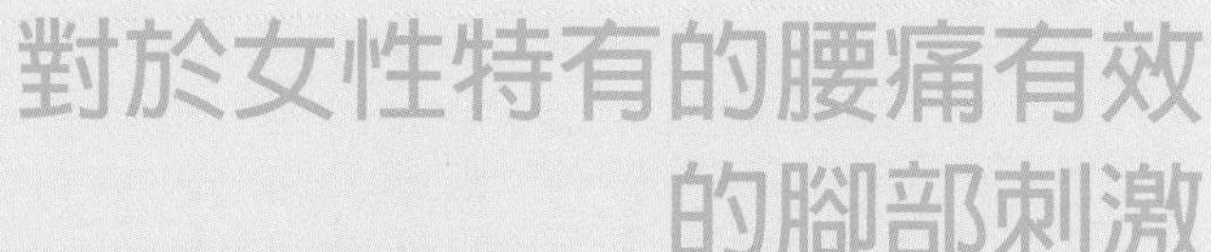

對於女性特有的腰痛有效的腳部刺激

腳部穴道

湧泉

彎曲腳趾時，腳底形成的陷凹處。

三陰交

內踝上方 4 指寬、脛骨後緣處。

三陰交指壓法

小腳置於膝上，利用拇指指腹指壓。

熱敷腳底

腳踩在拋棄型熱敷墊上方熱敷，促進血液循環。

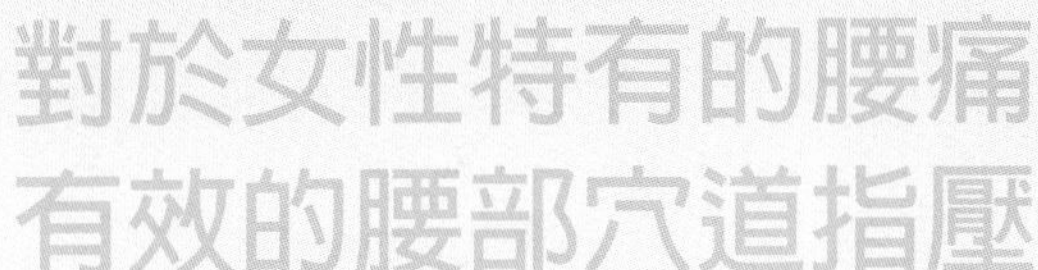

對於女性特有的腰痛有效的腰部穴道指壓

腰部穴道

大腸俞
腰圍線下方 4 橫指，背骨突出處左右 2 橫指處。

小腸俞
大腸俞下方 4 橫指處。

膀胱俞
小腸俞下方 2 橫指處。

次髎
膀胱俞高度，2 指寬內側。

胞肓
距離膀胱俞外側 2 指處。

白環俞
秩邊內側、膀胱俞下方。

秩邊
距離胞肓 2 指下方。

背骨（脊柱棘突）
腰圍線
大腸俞
小腸俞
胞肓
次髎
膀胱俞
秩邊
白環俞

指壓法

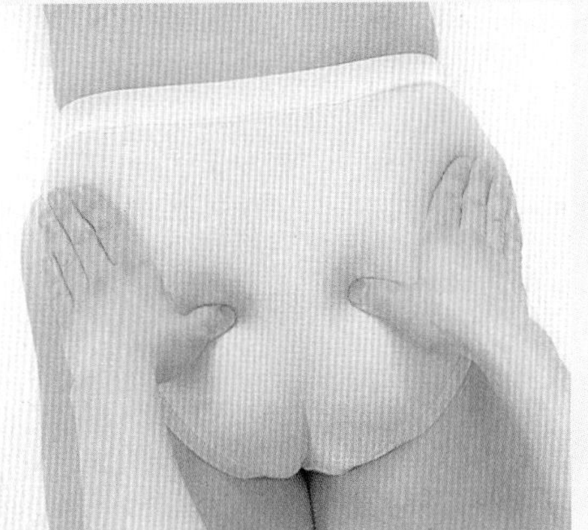

使用拇指指腹，同時指壓左右穴道。

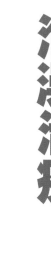

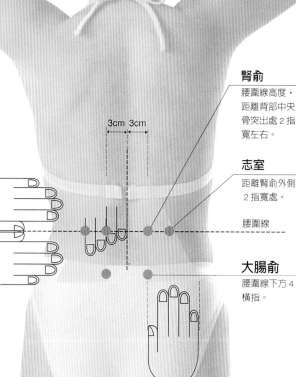

泡澡治療

每天持續泡澡，在泡澡方法上下點工夫，就是很好的溫熱療法。淋浴時，利用噴灑下來的水流也能進行適度刺激。

最近，利用各種市售泡澡劑，也可提高溫熱效果。

腎俞
腰圍線高度，距離背部中央骨突出處 2 指寬左右。
3cm 3cm
志室
距離腎俞外側 2 指寬處。
腰圍線
大腸俞
腰圍線下方 4 橫指。

利用較熱的蓮蓬頭水柱澆淋腰與腹部。

腰部區域

左右直角三角形中，底邊為距離背骨中央約 3 ㎝手寬的距離，高度則是腰圍線上下手寬處。

腹部區域

距離肚臍 3 橫指，左右約 3 ㎝寬處，肚臍上下手寬的範圍。

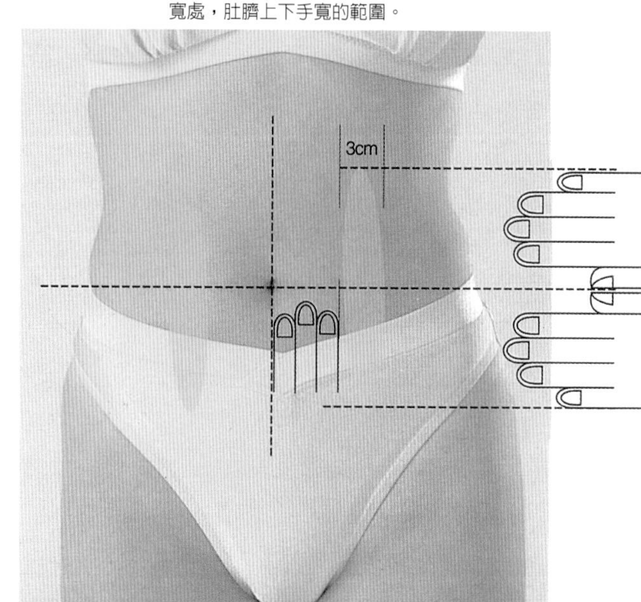

3cm

提升效果的淋浴法

①必須溫熱的身體位置是腰部，因此，在距離背部中央左右 3 ㎝處畫一條垂直線，從腰圍線開始，在手寬距離的下方，以手寬為

泡澡法與指壓

①利用淋浴清洗身體後，手扶住浴缸邊緣，身體朝側面慢慢進入浴缸，避免增加腰部負擔。

②溫度稍高一些，大約41到42度比較好。花1到2分鐘，連肩膀也泡入水中，溫熱全身後，手扶住浴缸邊緣，腳底貼在浴缸底部，蹲下。

③保持這個姿勢，伸展腰部肌肉、去除緊張。藉著水的浮力支撐身體重量，比起在浴缸外採取這種姿勢而言，更能放鬆腰部肌肉。泡澡時組合淋浴法，大約進行10分鐘，只泡澡時，必須花15分鐘進行。

④在出現疼痛的急性期以外時期，可用背部抵住浴缸壁，腳往前伸出，膝直立、坐下，進行指壓。

⑤穴道在腰圍線高度，背骨突出處的一端2指寬處的左右腎俞、2指外側的志室，以及距離腎俞4指下方的大腸俞三處。雙手拇指指腹抵住左右穴道，手肘抵住浴缸壁，上身稍微前傾，體重置於指尖。反覆指壓3到5次。

泡澡利用法與指壓法

1 全身溫熱後，雙手扶住浴缸邊緣，腳底貼於浴缸底部，蹲下。

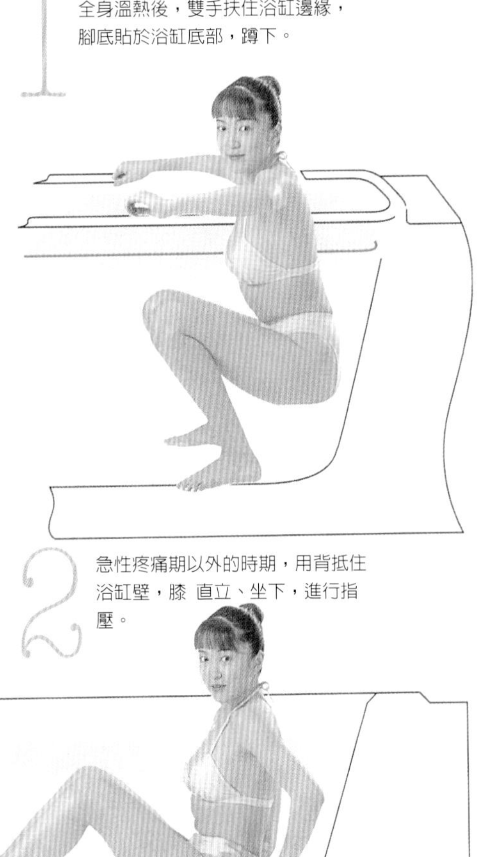

2 急性疼痛期以外的時期，用背抵住浴缸壁，膝 直立、坐下，進行指壓。

3 手肘抵住浴缸壁，上身稍微前傾，用雙手拇指指腹按壓腎俞、志室、大腸俞三處穴道。

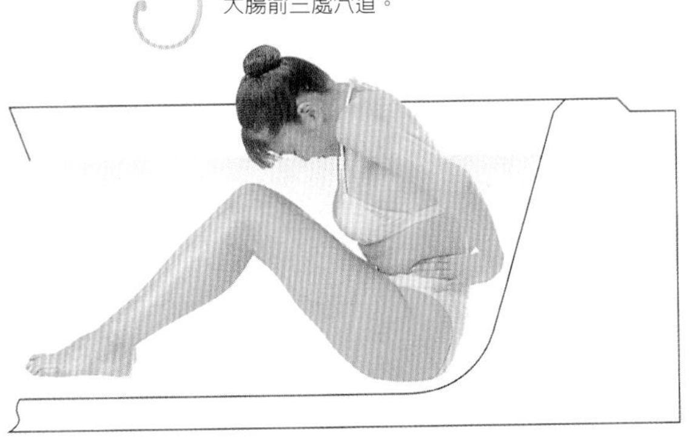

底邊，腰部到手寬上方為頂點，形成三角形區域。泡澡後對這個區域進行淋浴。

②對於左右三角形區域，使用較熱（45度左右）的水，淋浴3到4分鐘。

③結束腰部淋浴後，對於距離肚臍3橫指寬、左右3㎝寬處，以及肚臍上下手寬的區域，淋浴2到3分鐘。

④泡澡後，避免腰和腹部著涼。

（森山）

吊單槓療法

正確的吊單槓法

「牽引療法」是整形外科進行的腰痛療法之一。躺在膝與腰部摺疊的特製床上，在骨盆處綁上帶子，前端掛上砝碼牽引背骨的療法。處於必須保持安靜的急性期和慢性期時，都可以以門診方式接受治療。

吊單槓就是利用牽引療法原理，成為一種最簡單的腰痛療法。將本身體重當成砝碼以伸展腰部，是非常簡單的原理。

吊單槓雖然不需要困難的技巧，但如果隨便進行，仍然會損害手臂與肩膀。

尤其是罹患腰痛宿疾的中高年齡層患者，不僅腰和腹部肌肉，連手臂、肩膀肌肉也非常衰弱，因此必須充分注意。為了避免造成手臂、肩膀負擔，利用秘訣吊單槓才能見效。

腳往前伸出、曲膝，背部保持挺直，臀部下落。

輕微曲膝、落腰，挺直背肌，是吊單槓的秘訣。

吊單槓的秘訣

①可購買市售的單槓。也可以不使用專用器具，只要利用住家的門楣，架上堅固的曬衣棒，花點工夫就可以吊單槓。

②站立、兩手手肘稍微彎曲，能夠握住單槓的高度即可。吊單槓時，如果腳無法碰到地面，會造成用力拉扯手臂和肩膀，成為疼痛的原因。也不可以採用曲伸手臂，讓腳停在空中的懸垂方式。

③雙手打開如肩寬、握住單槓，握住之後慢慢將臀部往下落。儘量伸直手肘，肩膀到臀部保持筆直，腳伸向前方，輕微曲膝。

④吊單槓的時間為，一次30秒左右。

⑤次數因工作內容而異。從事事務工作的人，每工作2小時進行一次。經常採中腰蹲著等不自然姿勢工作的人，或是司機等，每個小時進行一次較理想。

⑥工作時，站在兩張桌子間，利用手肘到手掌扶在兩邊的桌上，好像用雙手手掌支撐身體一樣、曲膝、肩到臀部保持挺直，就能得到與吊單槓同樣的效果。

⑦公園內的單槓並不高，也可以利用。

⑧職業駕駛可利用卡車的貨台吊單槓。

（青木）

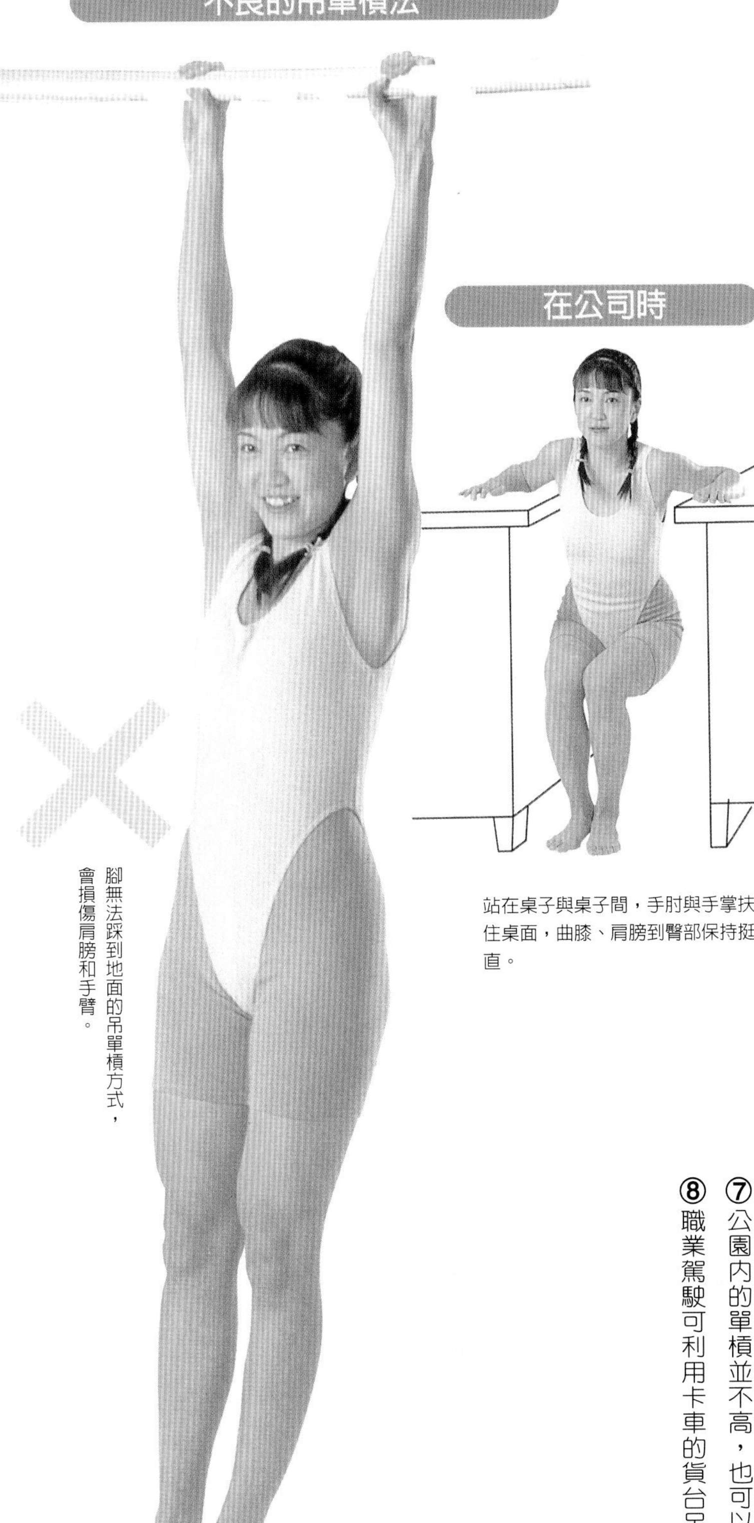

腳無法踩到地面的吊單槓方式，會損傷肩膀和手臂。

站在桌子與桌子間，手肘與手掌扶住桌面，曲膝、肩膀到臀部保持挺直。

1

緩和疼痛的構造

體操治療

有腰痛宿疾的人，一定要從活動較少的體操開始，慢慢增加次數。

腰痛幾乎都是因運動不足或老化而造成。我們無法防止老化，但可以藉由運動強化肌肉和肌腱。因此，運動具有延緩老化進行的作用。

活動身體對於預防腰痛也非常有效。不只是預防而已，也可以當成治療法廣泛活用。不要因為疼痛就只顧靜養，適度活動身體反而能加速痊癒。

總之，體操和運動不同。體操沒有煩人的規則，也不需困難的技巧，只要學會秘訣，在家庭或工作場所中，利用空閒時進行即可。

基本姿勢

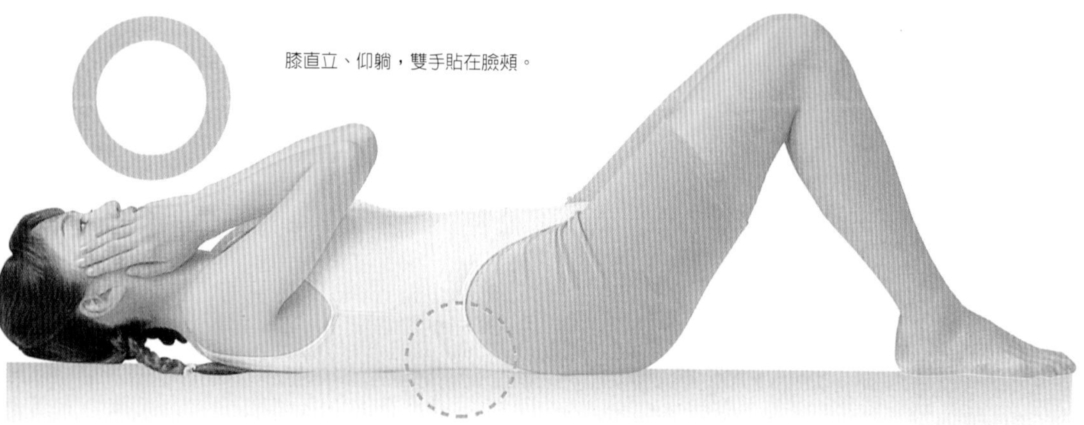

膝直立、仰躺，雙手貼在臉頰。

腰部不要形成縫隙，腰部貼於地面。

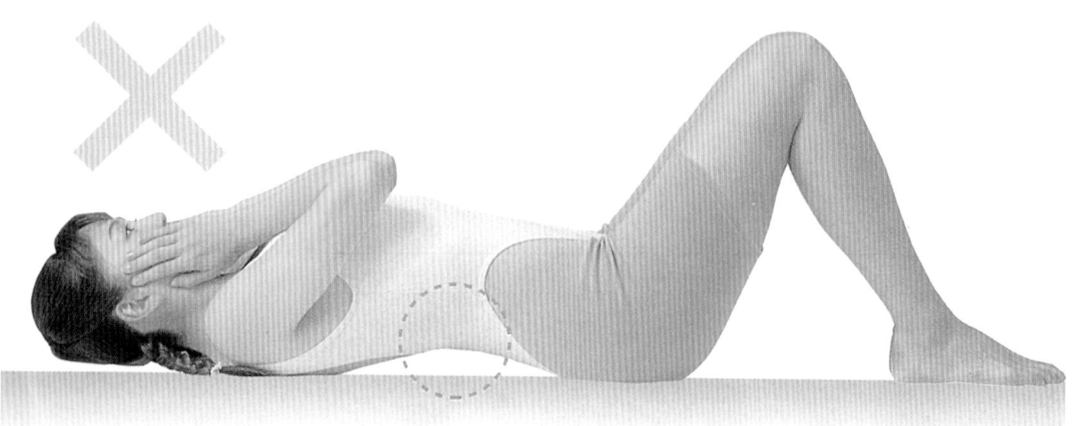

形成縫隙會造成腰部負擔。

強化腹肌體操

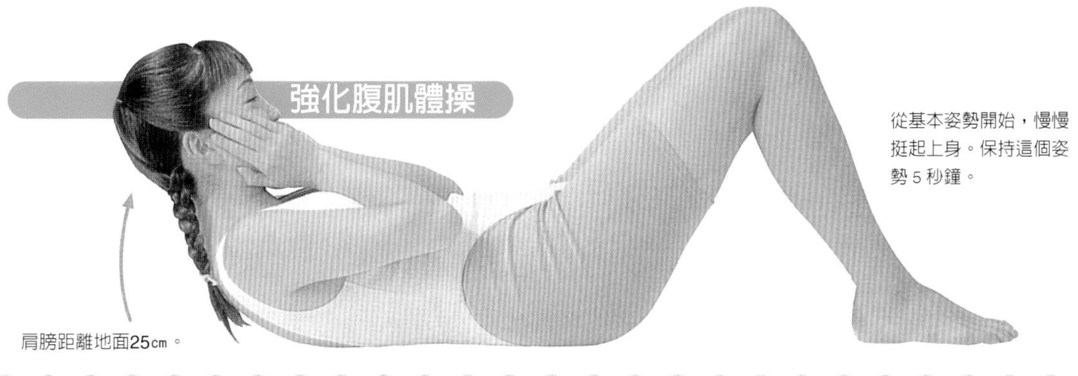

從基本姿勢開始，慢慢挺起上身。保持這個姿勢5秒鐘。
肩膀距離地面25cm。

腹式呼吸法

1 由鼻子慢慢充分吸氣，同時儘量使腹部膨脹。

2 慢慢吐氣，直到腹部完全縮進去，就能放鬆全身肌肉的緊張。

腰痛體操療法是在一九七三年時，由美國的威廉開始提倡。後來經過幾位專家深入研究，設計出許多腰痛體操。目前各界廣泛認定體操療法的效果。許多整形外科醫生為了預防及治療腰痛，也建議患者做體操。

腰痛時腰椎活動不良，腰、臀部與部分腳部肌肉緊張、萎縮。

體操療法是藉著不勉強的活動方式，促進血液循環，同時解除肌肉緊張，使萎縮的肌肉伸展、腰椎活動順暢。藉著解除肌肉緊張的訓練，就知道該怎麼做才不會使肌肉緊張。因此，不僅能治療腰痛，也具有預防效果。

腰痛大都是因為腰、臀、腳部與腹部肌肉衰弱造成的。藉由體操強化這些肌肉，也是進行腰痛體操的目的之一。

但是，剛剛引起腰痛，疼痛仍然劇烈時，一定要靜養。等疼痛緩和到某種程度後，才開始嘗試體操。

體操療法對於腰痛已經慢性化，也就是對有腰痛宿疾的人而言，更能發揮效果。

以下介紹活動較少的體操。對於本身的肌力沒有自信，或是因長年腰痛而煩惱的人，可先從活動較少的體操開始，擁有自信後再向創造肌力的體操挑戰。

（青木）

體操治療

2 特別有效的秘訣

與其短時間內集中進行體操，還不如每天反覆練習比較有效。

即使犧牲吃飯、睡覺時間進行體操，也無法奏效，不要一次進行太多體操運動。

最初每種體操各做2到3次，每天早晚反覆進行。

本單元列舉的四種體操，每天早晚反覆做2次。無法一次進行四種體操時，可以挑選其中一、二種，有空時就進行。每種體操進行2到3次，配合體調、慢慢增加次數較好。

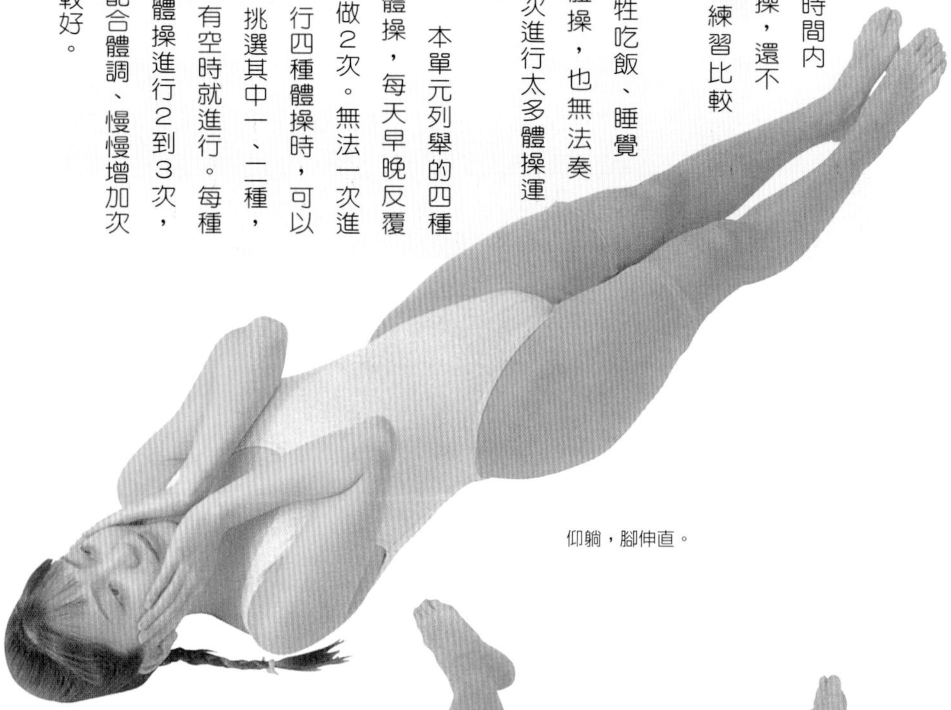

仰躺，腳伸直。

扭腰（去除腰肌緊張）

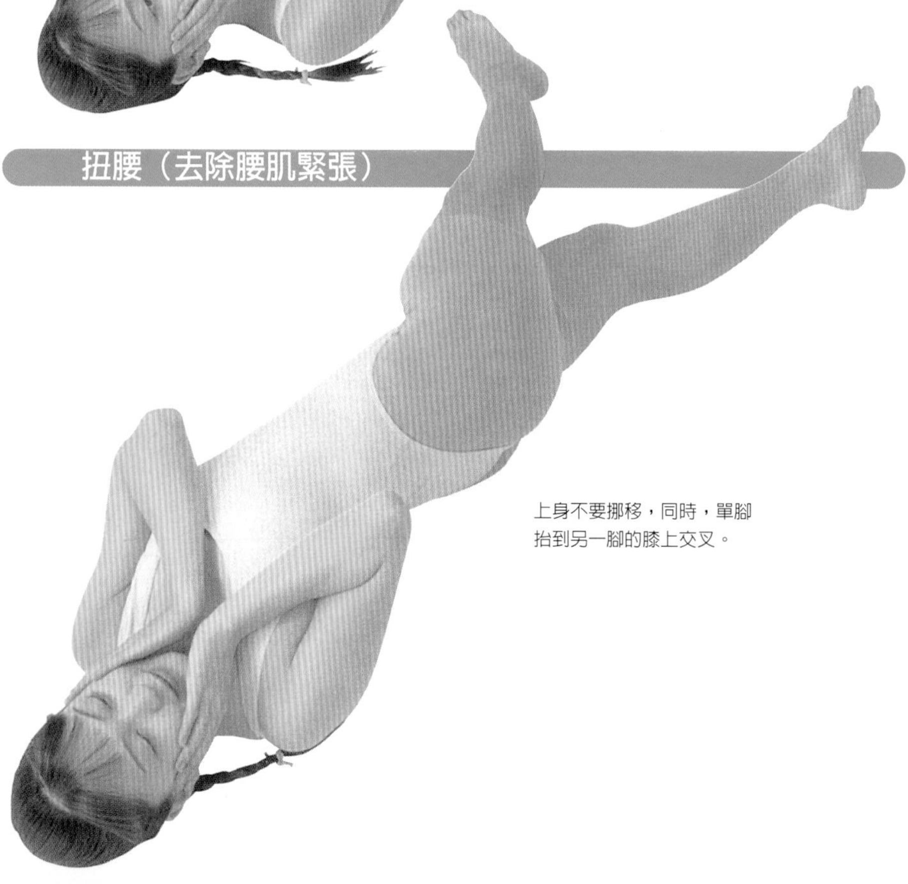

上身不要挪移，同時，單腳抬到另一腳的膝上交叉。

體操法

①腹式呼吸

膝直立、仰躺，雙手蓋於臉頰（基本姿勢）。

保持這個狀態進行腹式呼吸。首先由鼻子慢慢吸氣，直到腹部膨脹為止，再慢慢吐氣。深深吐氣時，全身肌肉會自然放鬆，就能去除肌肉緊張。體操前進行5到6次腹式呼吸，體操結束後再進行5到6次。

②挺起上身（強化腹肌）

從基本姿勢開始，以5秒鐘時間慢慢挺起上身。肩膀約離地面25㎝，保持這個姿勢5秒鐘。恢復原先姿勢時，再花同樣的時間慢慢進行。如果想利用反彈力快速進行，則無法強化腹肌。如果雙手貼於臉頰而挺起上身非常困難時，將手貼於體側進行也無妨。

③抱膝（挺直背肌）

彎曲膝關節與股關節，右手抱住右膝、左手抱住左膝，從這個姿勢開始，儘量擴充股關節，將膝蓋朝腋下拉。

藉著反彈力進行也無妨，頭或肩膀不可離開地面。做體操時，可以使萎縮的背部肌肉伸展，減少腰椎前彎。

④扭腰（去除腰肌緊張）

從基本姿勢開始，伸直腳部，上身保持原狀，單腳抬到另一腳的膝上交叉。躺在床上進行時，腳交叉落在床外，同時扭腰。

左右反覆進行，尤其單側腰部疼痛時，利用疼痛側的腳為主，進行交叉動作。

（青木）

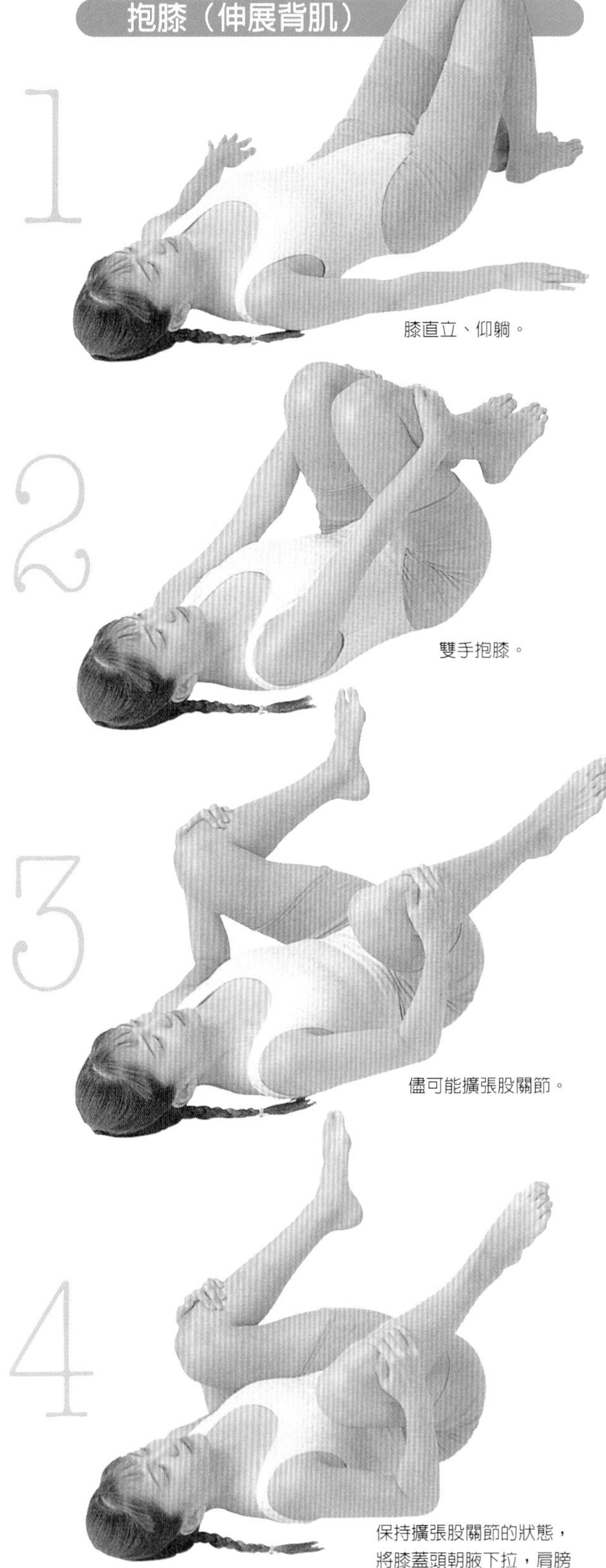

1 膝直立、仰躺。

2 雙手抱膝。

3 儘可能擴張股關節。

4 保持擴張股關節的狀態，將膝蓋頭朝腋下拉，肩膀或頭不可以上抬。

1 正確姿勢的方法

「立正」姿勢是不良姿勢，可利用牆壁學習正確姿勢。

提到「好姿勢」，大部分的人都會想到「立正」姿勢。採取這個姿勢時，身體過度用力，成為影響腰部的「不良姿勢」。像懷孕時腹部挺出、臀部突出的姿勢，以及駝背姿勢，都會造成腰部負擔，屬於不好的姿勢。

所謂好姿勢，就是重心線從耳根通過肩、股關節中央、膝關節前方及足踝前方的姿勢。

更具體的說明，就是腹肌用力，腹部與肛門肌肉緊縮，不要挺胸。如果將頭部比喻為汽球，就好像整個身體掛在頭下面的姿勢一樣。

實際上，採取這種姿勢並不容易。為了學會正確姿勢，需按照以下方式練習。

採取正確姿勢的方法

①背部緊貼牆壁，距離牆壁20到30㎝站立。

②腹部用力，緊縮腹部與肛門肌肉。

③注意上身姿勢。同時，雙腳腳跟頂住牆壁，牆壁與腰部陷凹處形成可容納手掌的縫隙，就是「正確姿勢」。

④取得正確姿勢後，沒有牆壁的地方也可以進行練習。

⑤從這個正確姿勢開始走路，肩膀不要用力，以自然狀態擺盪雙手。

長時間站立時，單腳擺在較低的台上，可以避免支撐腰肌的肌肉緊張，使疲勞不易積存。

得正確姿勢

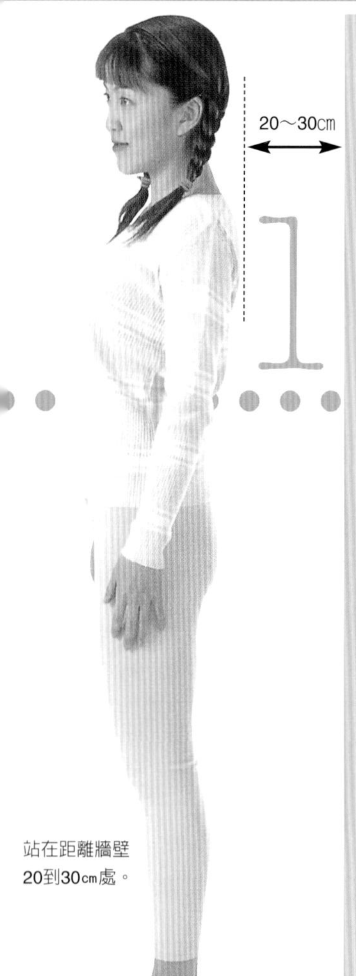

站在距離牆壁20到30㎝處。

正確坐姿

①坐下時，基本上還是要採取先前的正確姿勢。上身保持正確姿勢，不要用力，深坐在椅子上。

②坐在有椅背的椅子時，為避免形成縫隙，臀部和椅背緊密貼合。淺坐時，上身靠在椅背上，當椅背和臀部間形成縫隙時，會造成腰部肌肉負擔。

③長時間坐著時，雙腳交疊，有時雙腳上下互換位置。腳交疊時，下方腳的膝關節和股關節保持90度比較好。椅子有扶手時，將手擺在扶手上。

（青木）

正確坐姿

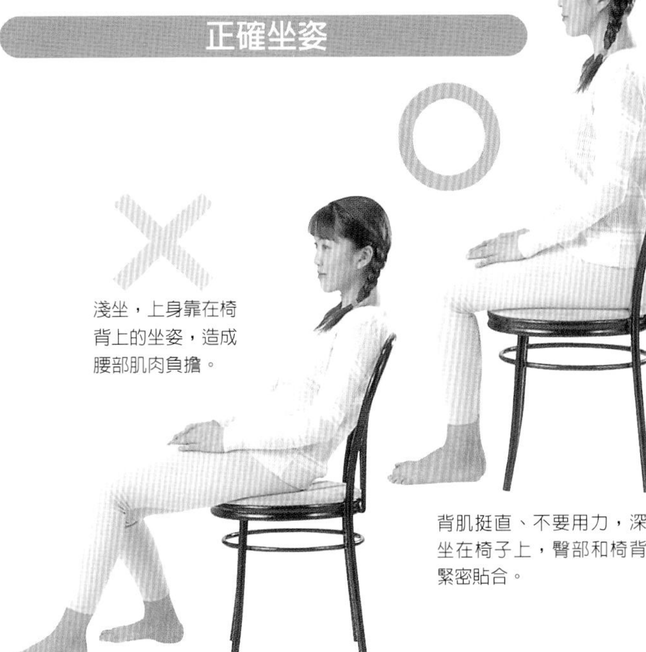

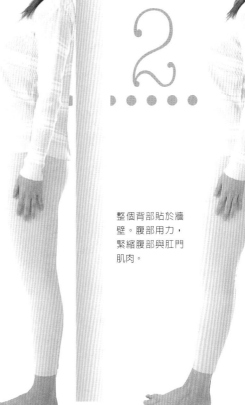

淺坐，上身靠在椅背上的坐姿，造成腰部肌肉負擔。

背肌挺直、不要用力，深坐在椅子上，臀部和椅背緊密貼合。

這樣就能取

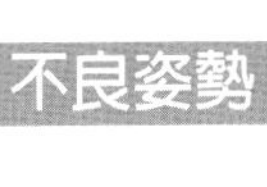

不良姿勢

避免上身過度後仰。

3

注意上身姿勢，腳往後拉，直到腳跟與牆壁接觸為止。

2

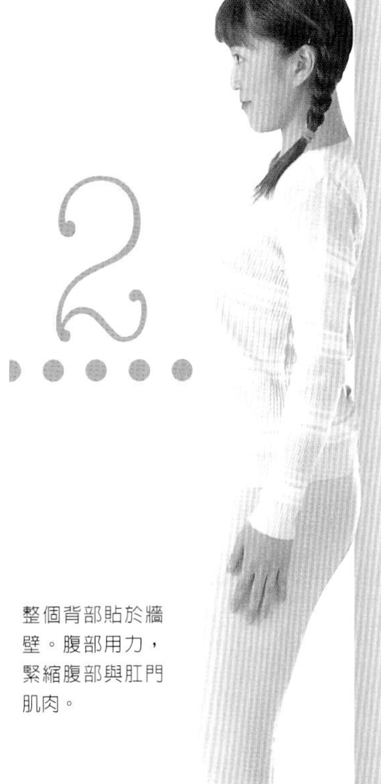

整個背部貼於牆壁。腹部用力，緊縮腹部與肛門肌肉。

減輕疼痛的睡姿

姿勢的問題，除了清醒時間外，睡姿不良也會引起腰痛。休假時睡懶覺也是引起腰痛的原因。

特別需要注意的是趴著看書。這個姿勢會使上半身後仰、上抬。因此腰椎強烈前彎，容易損傷腰部。

從側面看人類的背骨時，為頭部在前、背部在後、腰部在前，形成S形弧度。

採取趴著、頭部後仰的姿勢時，造成腰部在前，使得背骨更往前推，同時腰部肌肉緊繃。

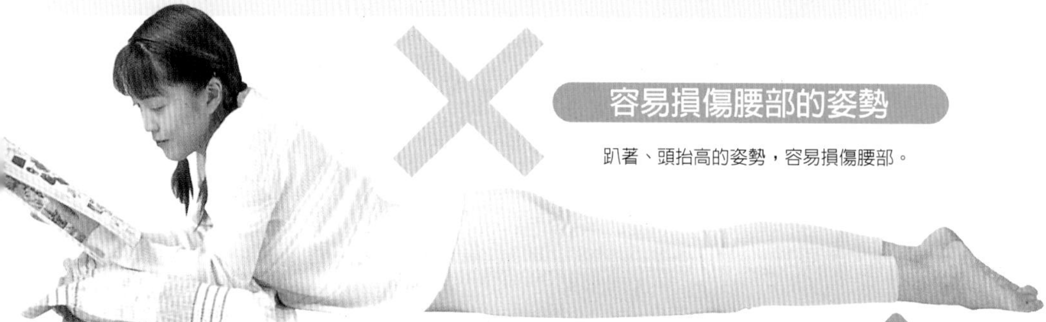

×

容易損傷腰部的姿勢

趴著、頭抬高的姿勢，容易損傷腰部。

睡覺時的好姿勢

①背骨毫不勉強保持一直線為理想姿勢。仰躺曲膝，或是側臥，膝與股關節輕微彎曲的姿勢較好。

②仰躺睡覺時，膝直立，膝下方擺個坐墊，或將腳放在坐墊上，輕微彎曲膝與股關節。

側躺時形成蝦子形，
仰躺時在膝下墊坐墊。

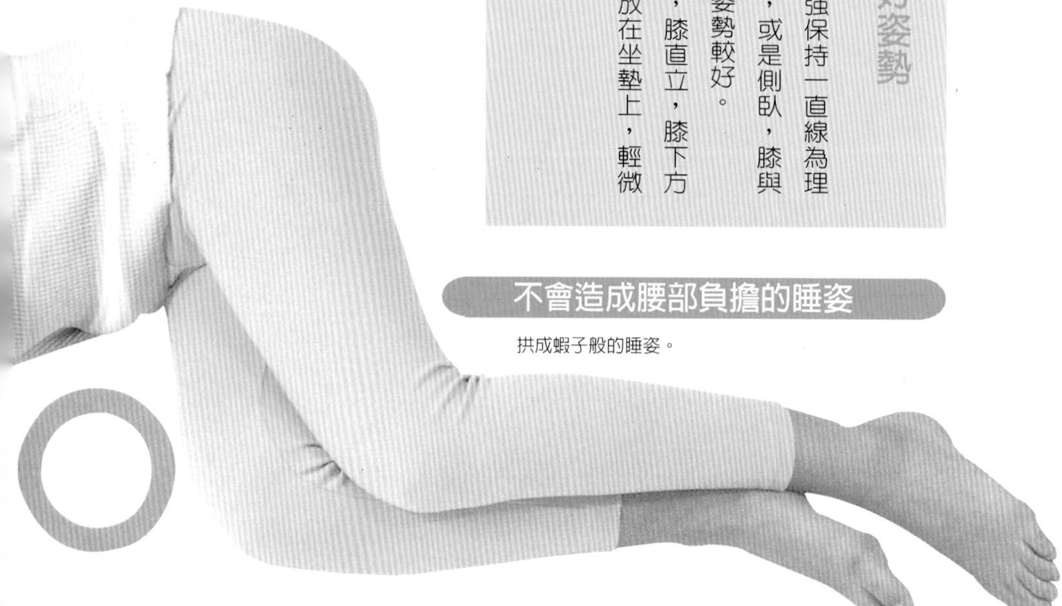

不會造成腰部負擔的睡姿

拱成蝦子般的睡姿。

○

仰躺睡覺時

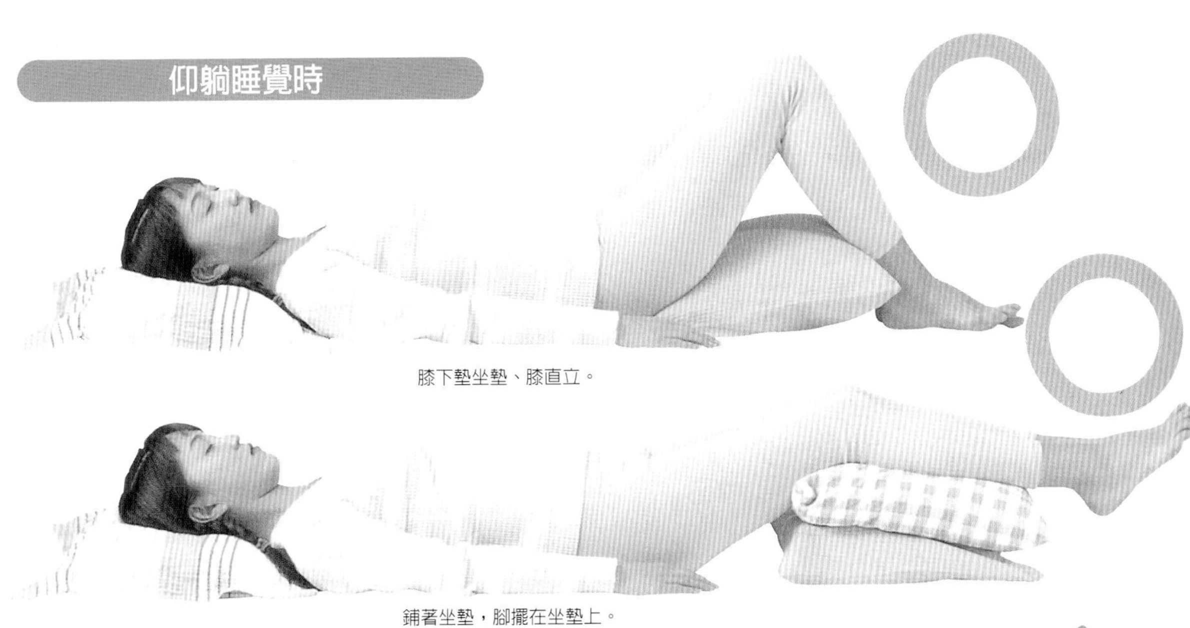

膝下墊坐墊、膝直立。

鋪著坐墊，腳擺在坐墊上。

寢具選擇法

①選擇寢具也很重要。過於柔軟、使身體下沈的被子或墊被，會造成背部與臀部陷凹，腰部前彎強烈。

睡覺時每個人都會翻身好幾次，如果選用太軟的寢具，就不利翻身。

②寢具太硬時，身體與寢具接觸的部分會發麻、疲倦，這樣也不好。所以，選擇臀部稍微下沈的硬度較好。

③選擇彈簧效果較佳的床墊，上方鋪薄棉墊被。

膝伸直睡覺，會造成腰部負擔。

枕頭選擇法

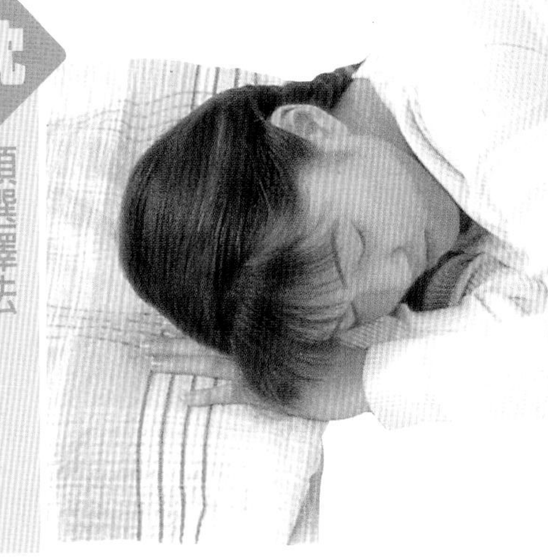

①為避免破壞頸部的自然彎曲弧度，使用使頭部保持15度前傾高度的枕頭較好。

頸部下方形成縫隙時，可用毛巾捲成圓形，塞在縫隙中。側躺時，正好到達脖子根部及肩膀前端高度的枕頭最理想。

②不要選用太軟、太小的枕頭。太軟的會使頭部下沈，太小的則翻身時頭部可能離開枕頭。塞入蕎麥殼，較硬、較大的枕頭比較好。

③也可以將浴巾摺成圓形使用。

（青木）

不損傷腰部的拿取物品法

相信不少人曾有突然拿起重物時閃腰的經驗。這是因為骨或椎間盤及肌肉衰弱時，突然加諸強大力量，因為無法忍受強大力量而引起的。平常少運動、不常拿重物的人，絕對不要進行突然的動作。

保持膝部伸直的姿勢拿重物，會造成椎間盤極大的負擔，成為腰痛原因。此外，拿重物時，重物離身體太遠，只用手臂力量拿起的方法也不好。

相信許多人看過舉重比賽，選手要舉起一般人難以想像的重桿鈴。這時，選手儘可能站在接近桿鈴的位置，一定會曲膝、落腰，貫注力量，呼聲時一舉抬起桿鈴。

不損傷腰部的拿取物品法

1

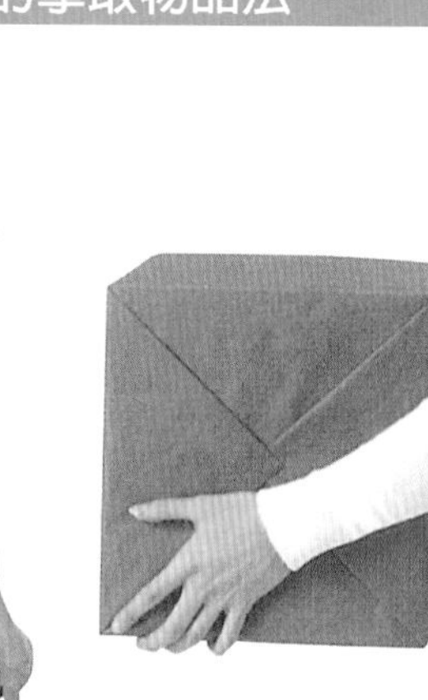

身體儘可能靠近物體，充分落腰後再拿東西。

2

物體貼於腹部再拿起來。

重物拿取法

①身體盡可能靠近物體。

②彎曲股關節與膝、落腰。單膝跪地可更輕鬆拿起重物。

③抓緊物品，將物體靠向身體。肚臍周圍用力，藉著腰與膝將物體上抬。

④不要光靠手臂力量拿重物。重點是先將物體貼於腹部，再拿起來。

⑤要把重物拿到比肚臍更高的地方。拿著物品移動時，將物體貼於肚臍下方。

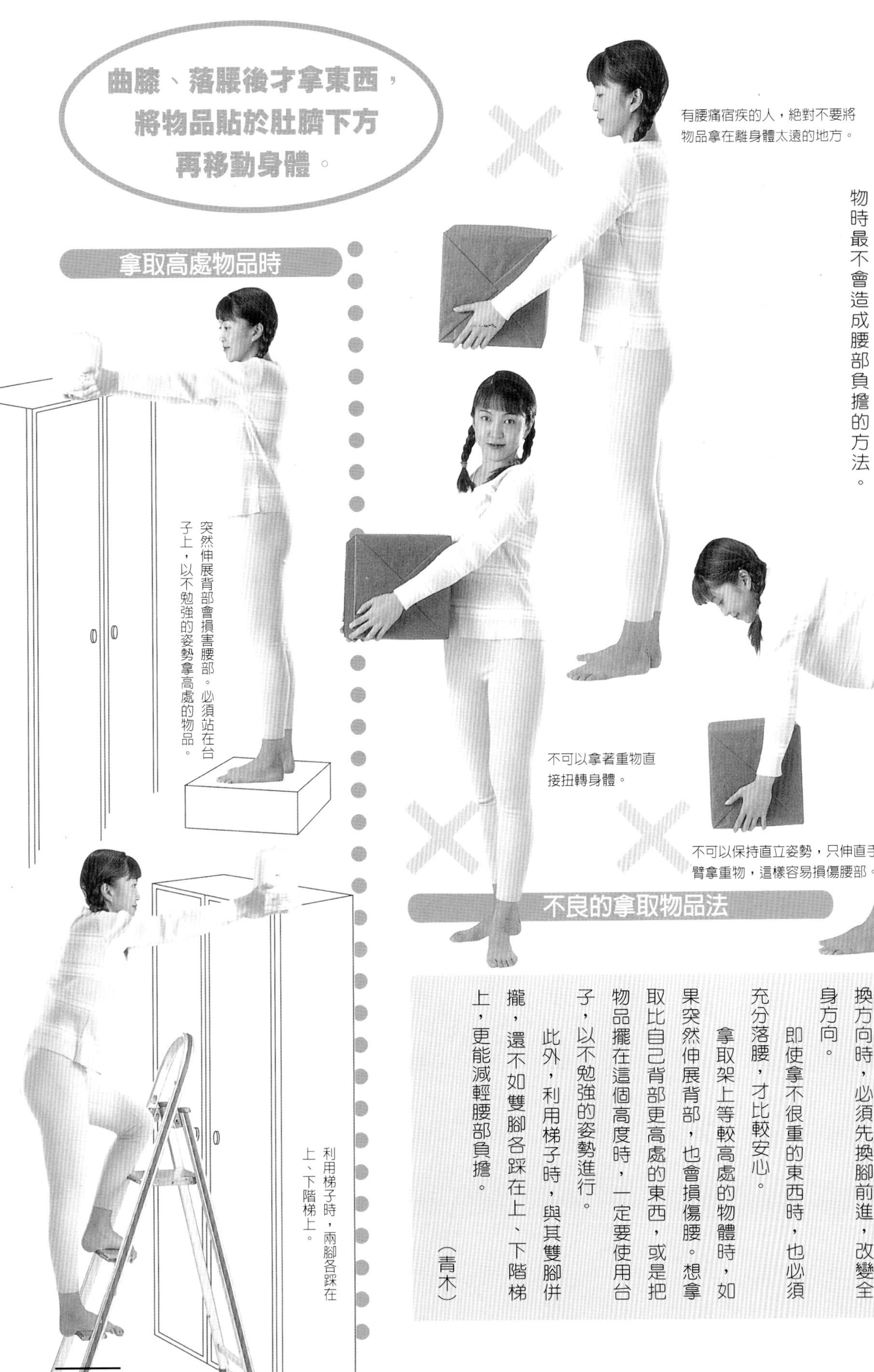

曲膝、落腰後才拿東西，將物品貼於肚臍下方再移動身體。
拿取高處物品時
突然伸展背部會損害腰部。必須站在台子上，以不勉強的姿勢拿高處的物品。
利用梯子時，兩腳各踩在上、下階梯上。
有腰痛宿疾的人，絕對不要將物品拿在離身體太遠的地方。
舉重選手的做法，就是拿起重物時最不會造成腰部負擔的方法。
不可以拿著重物直接扭轉身體。
不可以保持直立姿勢，只伸直手臂拿重物，這樣容易損傷腰部。
不良的拿取物品法

⑥不可以拿著重物扭轉上身。轉換方向時，必須先換腳前進，改變全身方向。

即使拿不很重的東西時，也必須充分落腰，才比較安心。

拿取架上等較高處的物體時，如果突然伸展背部，也會損傷腰。想拿取比自己背部更高處的東西，或是把物品擺在這個高度時，一定要使用台子，以不勉強的姿勢進行。

此外，利用梯子時，與其雙腳併攏，還不如雙腳各踩在上、下階梯上，更能減輕腰部負擔。

（青木）

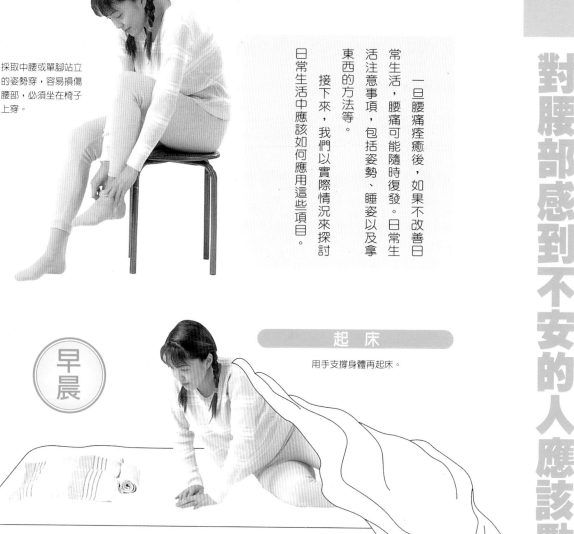

一旦腰痛痊癒後，如果不改善日常生活，腰痛可能隨時復發。日常生活注意事項，包括姿勢、睡姿以及拿東西的方法等。

接下來，我們以實際情況來探討日常生活中應該如何應用這些項目。

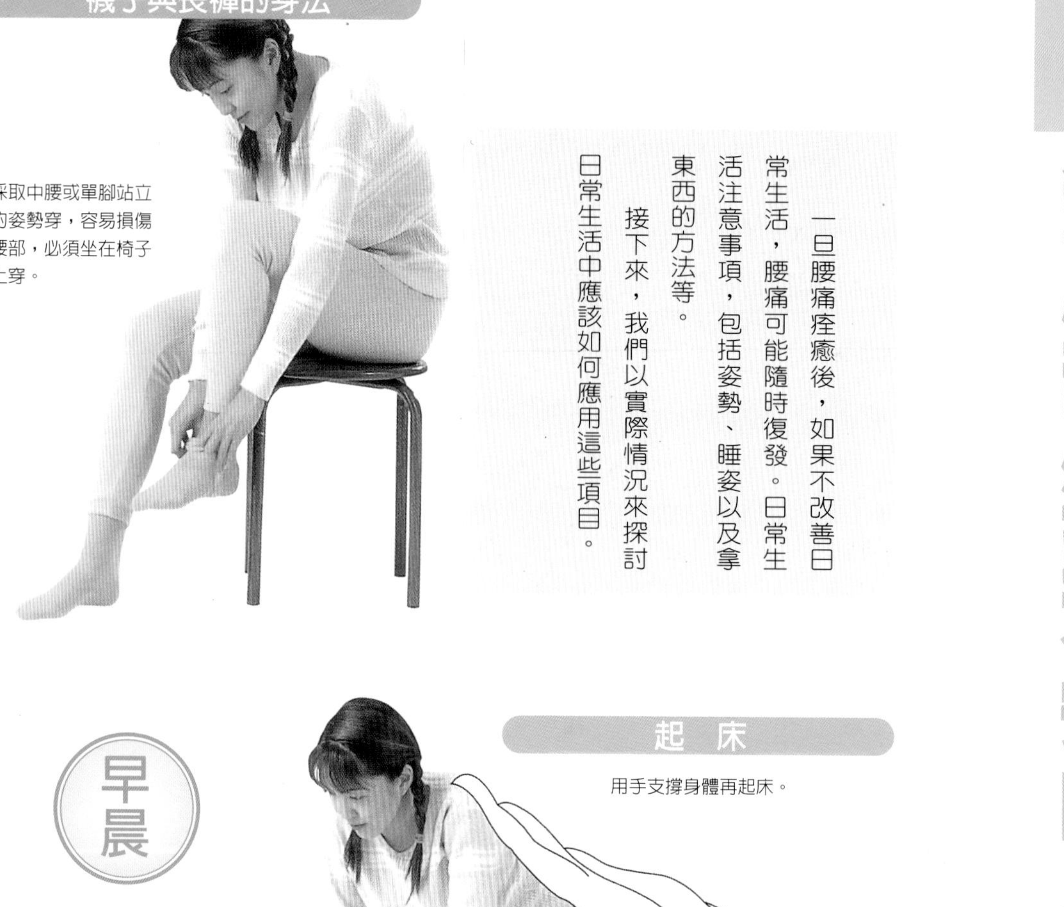

襪子與長褲的穿法

採取中腰或單腳站立的姿勢穿，容易損傷腰部，必須坐在椅子上穿。

早晨

起床

用手支撐身體再起床。

起床到上班前

①早上突然起床會損傷腰部。所以清醒後要躺在床上，先進行膝直立、朝左右倒的體操，然後側躺，用手臂支撐身體再起床。

②在廁所中不論坐著或站著，手都要扶著牆壁作為支撐。尤其是蹲式廁所，從蹲下的姿勢站起來時，特別容易引起腰痛。

③早起時肌肉還沒有充分溫暖，從事劇烈的動作容易引起腰痛。因此，洗臉時單腳踩在台子上，穿襪子時不要採取中腰姿勢，應該坐下來再穿。其他小動作也要慎重進行。

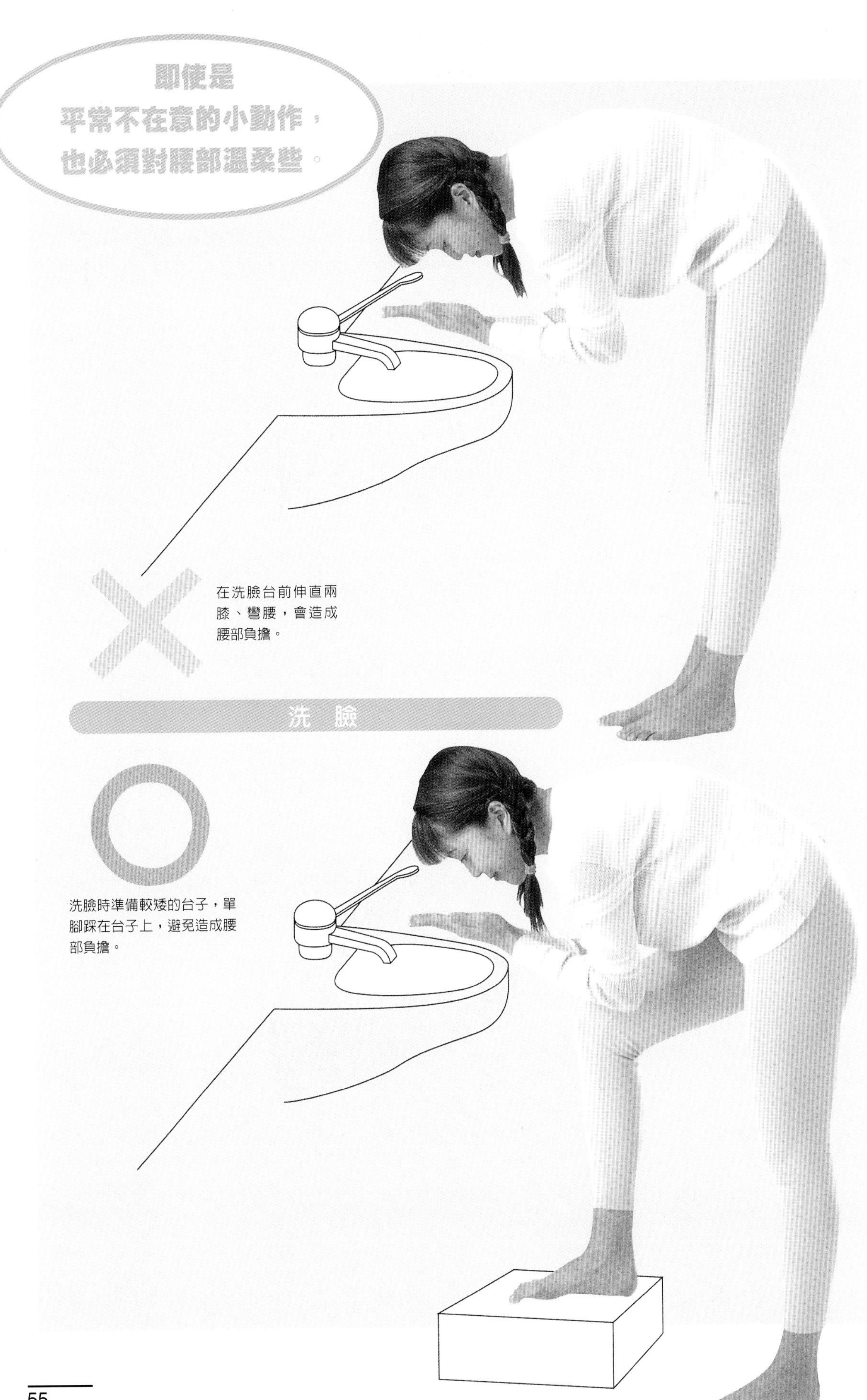
即使是
平常不在意的小動作，
也必須對腰部溫柔些。
在洗臉台前伸直兩
膝、彎腰，會造成
腰部負擔。
洗 臉
洗臉時準備較矮的台子，單
腳踩在台子上，避免造成腰
部負擔。

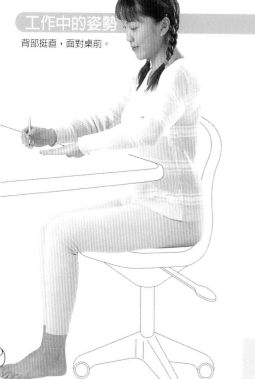

下班後到就寢前

許多人藉著喝酒或打麻將消除工作疲勞，但長時間持續坐著，會造成腰部負擔，成為引發腰痛的關鍵。躺著時，彎曲股關節側躺；仰躺時，膝直立，下面墊坐墊。選擇較硬、較矮的枕頭，頸部下方有縫隙時，將毛巾捲起，塞入縫隙。

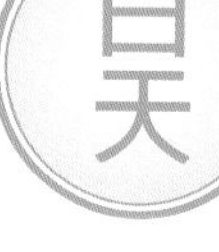

白天

上下樓梯

對於腰部感到不安的人，可以朝向側面，一階一階慢慢上下樓梯。

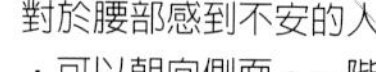

工作中的姿勢

背部挺直，面對桌前。

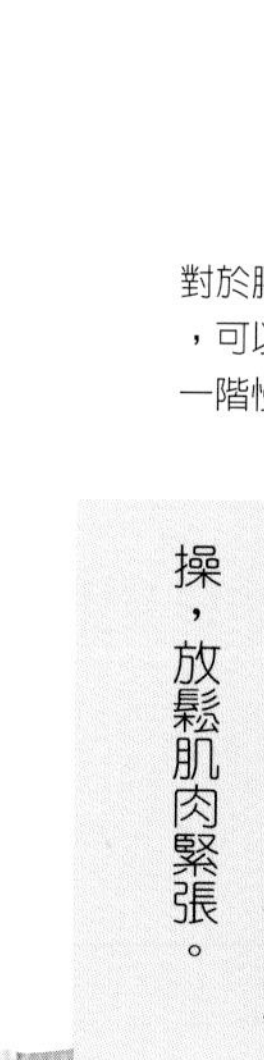

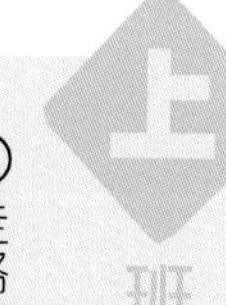

上班途中到工作中

①走路時腹部用力、緊縮肛門肌肉、縮下顎。將頭比喻為汽球時，好像身體往上拉的感覺，保持正確姿勢（參考48～49頁）。等車時，雙腳不要併攏，單腳踩在較低的台子或石頭上，放鬆身體。

②與其身體保持筆直爬樓梯，還不如身體朝向側面，一階一階慢慢爬，比較不會造成腰部負擔。

③工作中以正確姿勢坐下，經常指壓腰部、腳部及腳底穴道，同時勤做體操，放鬆肌肉緊張。

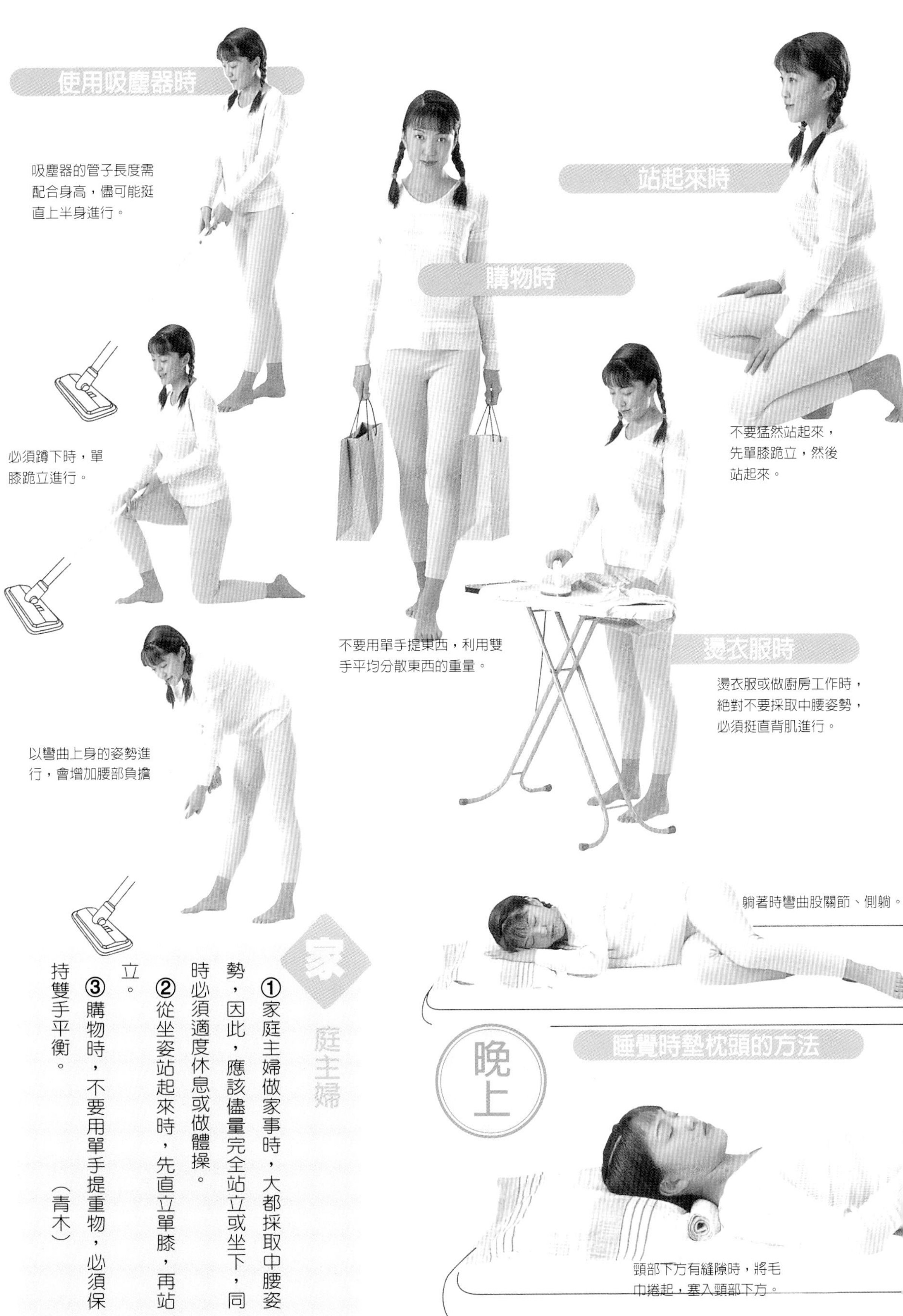

使用吸塵器時
吸塵器的管子長度需
配合身高，儘可能挺
直上半身進行。
必須蹲下時，單
膝跪立進行。
以彎曲上身的姿勢進
行，會增加腰部負擔
購物時
不要用單手提東西，利用雙
手平均分散東西的重量。
站起來時
不要猛然站起來，
先單膝跪立，然後
站起來。
燙衣服時
燙衣服或做廚房工作時，
絕對不要採取中腰姿勢，
必須挺直背肌進行。
躺著時彎曲股關節、側躺。
晚上
睡覺時墊枕頭的方法
頸部下方有縫隙時，將毛
巾捲起，塞入頸部下方。

家庭主婦

①家庭主婦做家事時，大都採取中腰姿勢，因此，應該儘量完全站立或坐下，同時必須適度休息或做體操。

②從坐姿站起來時，先直立單膝，再站立。

③購物時，不要用單手提重物，必須保持雙手平衡。

（青木）

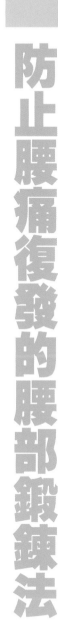

防止腰痛復發的腰部鍛鍊法

為了預防腰痛，平常就必須使肌肉、關節順暢活動。同時強化肌力，每天早晚做體操。最初所有體操各進行2到3次，慢慢增加次數。

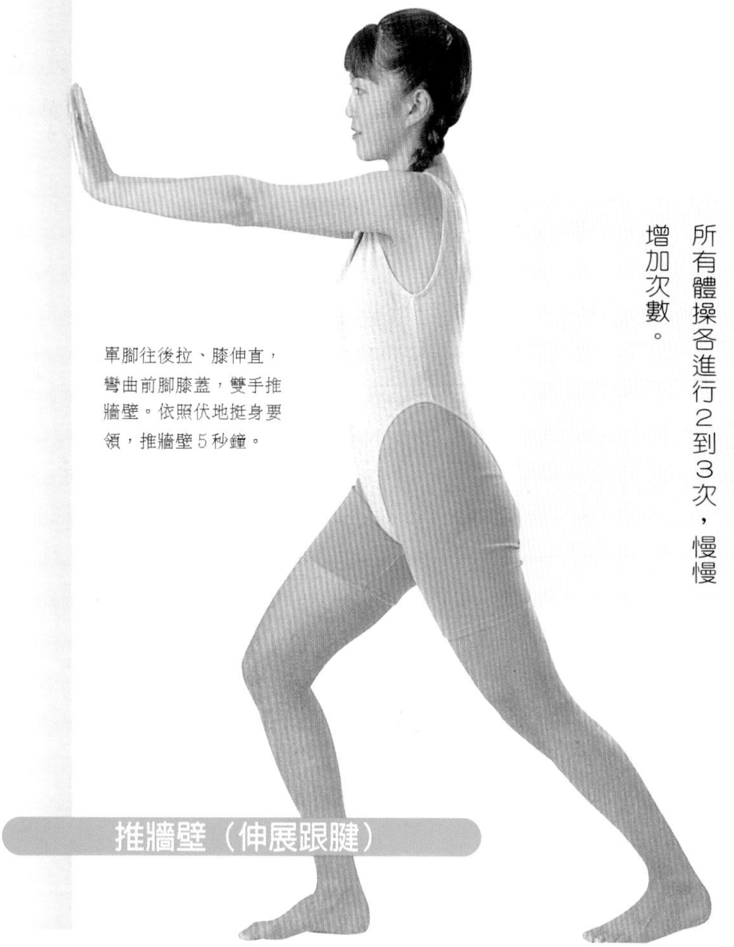

單腳往後拉、膝伸直，彎曲前腳膝蓋，雙手推牆壁。依照伏地挺身要領，推牆壁5秒鐘。

推牆壁（伸展跟腱）

腳交叉鞠躬（曲膝伸展肌肉）

1

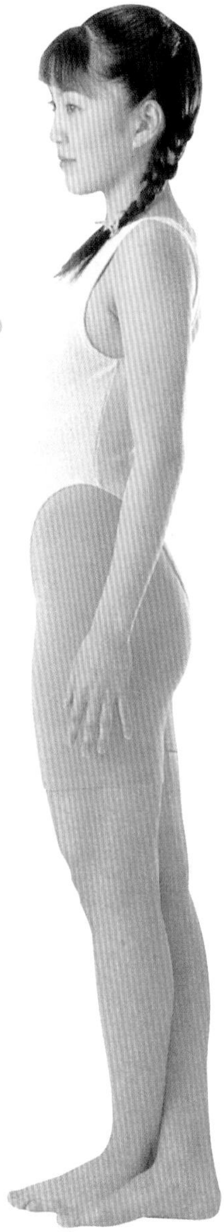

直立、一腳伸到另一腳前交叉。

2

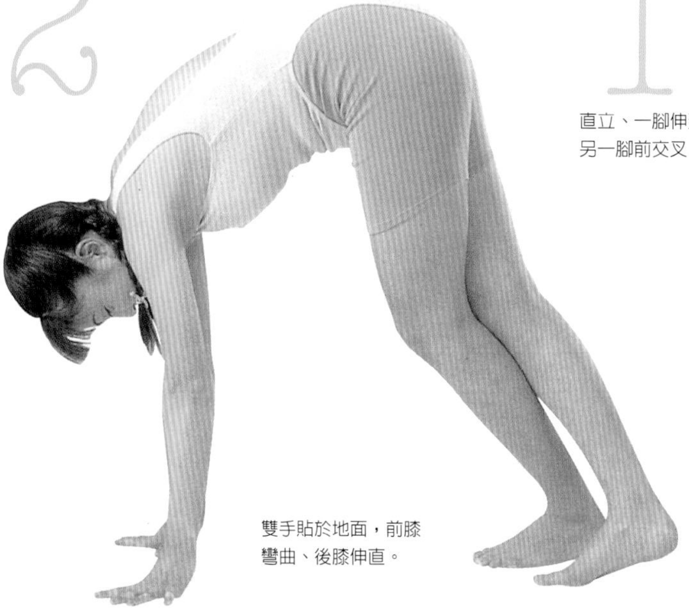

雙手貼於地面，前膝彎曲、後膝伸直。

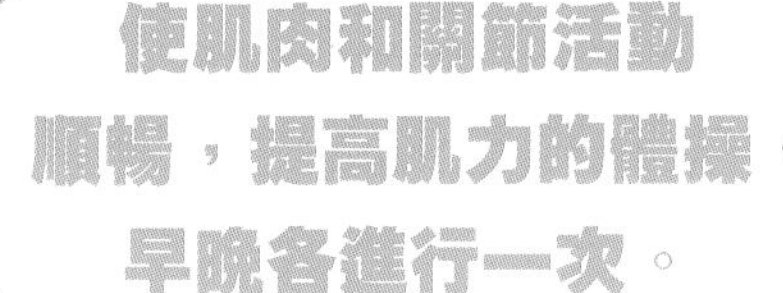

使肌肉和關節活動
順暢，提高肌力的體操。
早晚各進行一次。

萬歲胸式呼吸（放鬆肌肉）

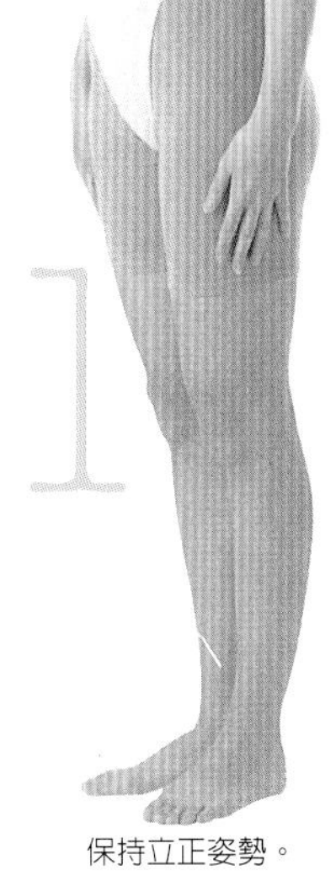

保持立正姿勢。

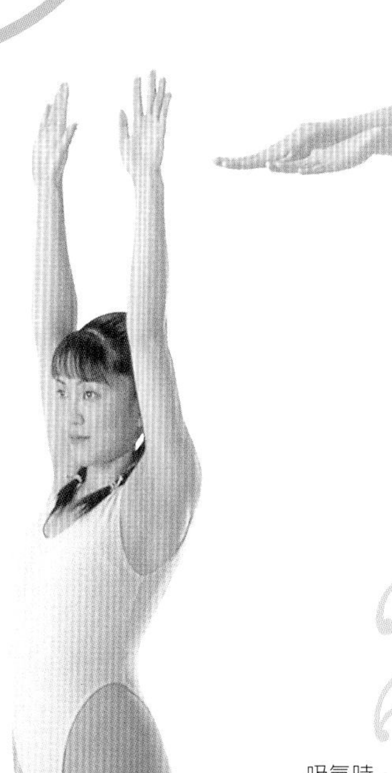

吸氣時，雙臂伸向前方，往上抬。

3

雙臂抬到頭上，慢慢吸氣，直到吸滿胸部。

4

手朝側面放下，同時慢慢吐氣。

伸展肌肉的體操

①萬歲胸式呼吸（放鬆肌肉）

雙臂由前方伸向頭頂，鼻子慢慢吸氣，吸滿胸部。手臂朝側面放下時，口中同時慢慢吐氣。進行體操前與體操結束後，各進行5到6次胸式呼吸。

②推牆壁（伸展跟腱）

單腳往後拉、伸直，彎曲前膝，雙手貼於牆壁，按照伏地挺身的要領，推牆壁5秒鐘。後腳充分伸直就能伸展跟腱，預防腰痛。

③腳交叉鞠躬（曲膝伸展肌肉）

站立，一腳伸到另一腳前面交叉，雙手貼於地面，前腳膝彎曲、後腳膝伸直。曲膝時肌肉就能伸直，保持這個姿勢，靜止5秒鐘。如果覺得這個動作很困難，最初進行時腳不要交叉。

強化肌肉的體操

①蹲下（強化下半身肌肉）

緊縮腹部與臀部肌肉、收下顎，上身保持挺直。腳張開約30cm、下蹲，靜止5秒後慢慢還原。這個體操可強化下半身所有肌肉。

②看肚臍（強化臀肌與腹肌）

坐在椅子上，雙腳張開，緊縮腹部與臀部肌肉，背部拱起，看肚臍。只要進行簡單的動作，就能強化臀部與腹部肌肉。

③伸直手臂，挺起上身（強化腹肌）

仰躺、膝直立，雙臂伸直，好像高呼萬歲似的抬到頭上。最初利用反彈力坐起身子，好像用手抓住腳脖子似的，坐起身子後慢慢還原。習慣後，不要利用反彈性，慢慢坐起身來，更有助於強化腹肌。

看肚臍（強化臀肌與腹肌）

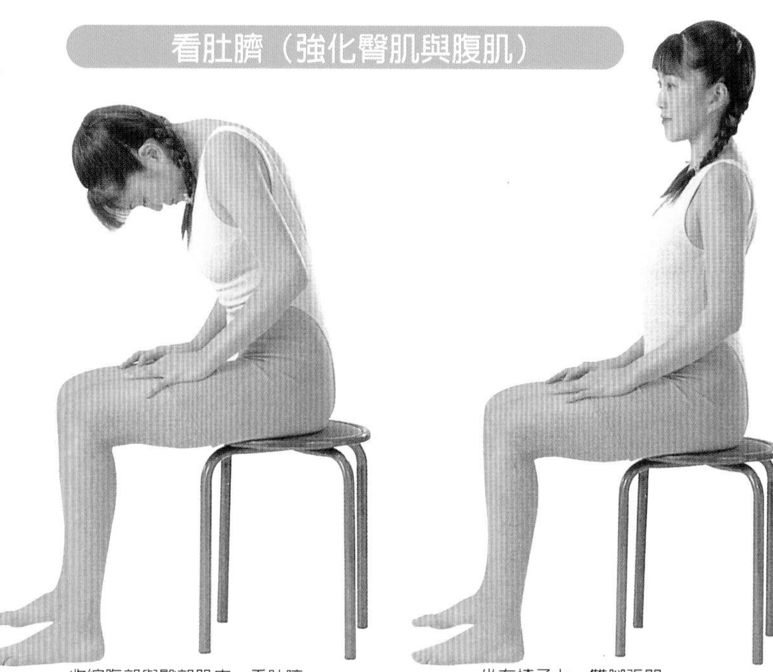

坐在椅子上，雙腳張開。

收縮腹部與臀部肌肉，看肚臍。

蹲下（強化下半身肌肉）

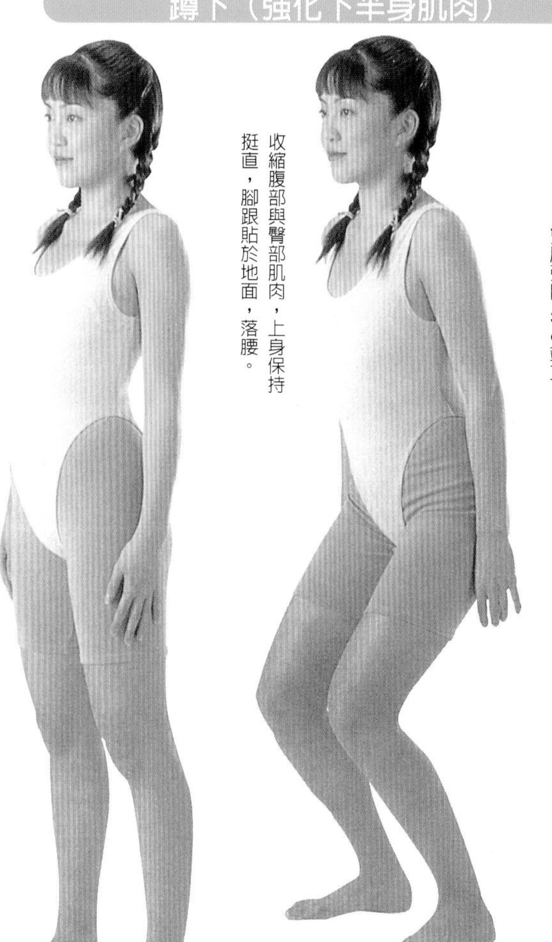

雙腳張開30cm站立。

收縮腹部與臀部肌肉，上身保持挺直，腳跟貼於地面，落腰。

靜止5秒後，慢慢還原。

俯臥後仰（強化臀肌與腰肌）

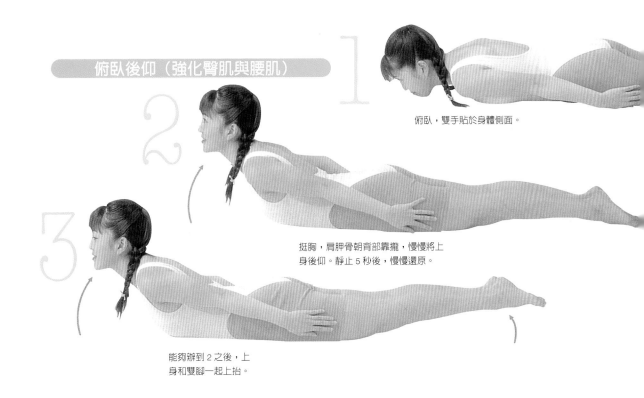

1

俯臥，雙手貼於身體側面。

2

挺胸，肩胛骨朝背部靠攏，慢慢將上身後仰。靜止 5 秒後，慢慢還原。

3

能夠辦到 2 之後，上身和雙腳一起上抬。

伸直手臂、挺起上身（強化腹肌）

1

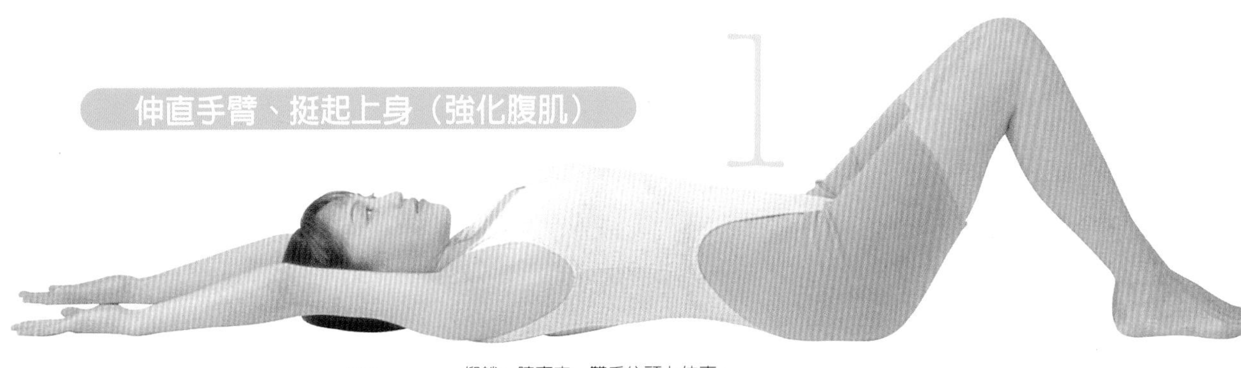

仰躺、膝直立，雙手往頭上伸直。

2

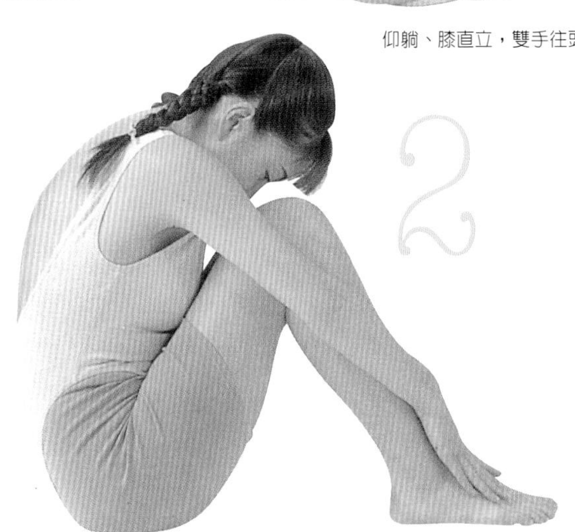

藉著反彈力坐起身子，手握住腳脖子，然後慢慢還原。習慣後不要利用反彈力，慢慢坐起身子，更能強化腹肌。

④俯臥後仰（強化臀肌與腰肌）

俯臥、手腕貼於身體側面。挺胸、肩胛骨朝背部靠攏，慢慢將上身後仰，靜止5秒鐘，再慢慢恢復原狀。能夠辦到這個動作後，接下來同時抬起上身和雙腳，有助於強化臀肌與腰肌。

（青木）

濕布藥與鎮痛藥使用法

使用消炎鎮痛劑、肌肉弛緩劑或鎮靜劑等，可以減輕腰痛。不過，只要巧妙使用家庭藥，就能緩和疼痛。

腰痛起因於椎骨、椎間盤或肌肉等，一旦引起疼痛時，肌肉緊張、收縮。因而周圍組織的血液循環受阻，又會引起疼痛，形成惡性循環。如果不杜絕惡性循環，就無法緩和疼痛。

家庭藥物中，能有效治療腰痛的，包括解熱鎮痛消炎劑與維他命劑。

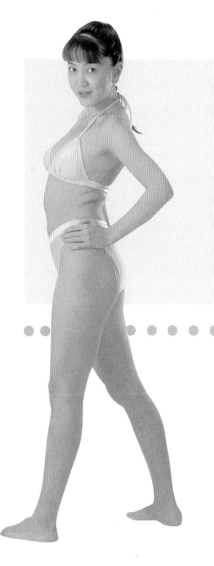

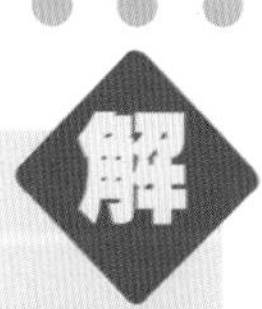

解熱鎮痛消炎劑的使用法

解熱鎮痛消炎劑中含有阿斯匹靈與對羥乙酰苯胺，這些成分具有降熱、抑制疼痛、抑制發炎症狀的作用，所以可以治療腰痛。

這些藥物中，大都調和咖啡因。咖啡因具有興奮作用，能促進腦部血液循環、產生爽快感。因此，使用後即使疼痛，也不會有明顯感覺。

但是，解熱鎮痛消炎劑容易引起胃部毛病，一定要在飯後30分鐘內服用。與阿斯匹靈相比，對羥乙酰苯胺較不容易引起胃部障礙，但相反的，消炎作用也比較差，而且長期使用時，可能引起腎臟障礙。總之，只能當成暫時使用的藥品，絕對不能連續使用。

此外，懷孕中或授乳的人想使用時，一定要遵從醫師指示。

與紅茶、咖啡等一併服用解熱鎮痛消炎劑也無妨。這些飲料中含有咖啡因，反而更能提高效果。

●主要市售腰痛藥一覽表●

種類	系統或主要成分	藥品名（藥品公司）	用法、用量
解熱鎮痛消炎劑	阿斯匹靈系列	サリドソF (日本ロシュー藤沢藥品工業)	1次1錠1日3次
		新グレテソA (グレテソ製藥－武田藥品工業)	1次3錠1日2次
		バイエルアスピリソ(吉富製藥－武田藥品工業)	1次1錠1日3次
		バファリソA (ライオソ－萬有製藥)	1次2錠1日2次
	對羥乙酰苯胺系列	セデスA (塩野義製藥)	1次2錠1日3次
		ナロソ錠(大正製藥)	1次2錠1日3次
		ノーシソ「AR」(荒川長太郎)	1次2錠1日3次
		ピパリソA (田辺製藥)	1次2～3錠1日2次
維他命劑	B_1、B_2、B_6、B_{12}	アリナミソA25 (武田藥品工業)	1～4錠1日1～3次
		ビタミノール(大正製藥)	1次1錠1日1次
	B_1、B_2、B_6、B_{12}、煙鹼酸、泛酸	チョコラBBゴルデソ錠(エーザイ)	1日1～2錠
	B_1、B_2、B_6、B_{12}、C	ハイチオールB「カプセル」(エスエス製藥)	1次2膠囊1日1次
	B_1、B_2、B_6、B_{12}、泛酸、C	ビオタミソゴールド25 (三共)	1日1～4錠服用1～3次
	B_1、B_2、B_6、B_{12}、E	トリメートE (三共)	1次1膠囊1日1次
	B_1、B_2、B_6、煙鹼酸、泛酸、C、E	パソト錠(第一製藥)	1次2～3錠1日1次
	A、B_1、B_2、B_6、B_{12}、C、E、泛酸、煙鹼酸、其他	新ポポソS錠 (塩野義製藥)	1次2錠1日1次
	E	トコロールE (ダレテソ製藥－武田藥品工業)	1次1膠囊1日1次
		ユベラクス(エーザイ)	1次1膠囊1日1次
外用藥	冷 敷	アソメルツ(小林製藥)	塗抹於患部
		エアーサロソパス7(久光製藥)	1日1～數次噴於患部
		ゼノール(三笠製藥－鳥居藥品)	塗抹於法蘭絨或絨布上1日1到2次貼於患部
	熱 敷	カプシプラスト(大正製藥)	將患部清洗乾淨，乾布擦拭後再貼
		トクホソホット(鈴木日本堂)	1～2日貼於患部1次

維他命劑使用法

維他命E具有擴張血管、促進血液循環、放鬆肌肉緊張的作用，能夠杜絕腰痛的惡性循環。又名「神經維他命」的B_1、B_6、B_{12}等，也具有緩和疼痛的效果。

疼痛的感覺經由神經傳達到腦部，同時，讓肌肉緊張或放鬆的腦部指令，也會通過神經傳達過來。

為使神經功能順暢進行，必須給予神經足夠能量。神經的能量源醣類被代謝掉時，維他命B_1會發揮重要作用。

腦需要大量的氨基酸，氨基酸代謝則要使用B_6。神經細胞與神經細胞相連的神經纖維，利用B_{12}發揮作用。

維他命在我們體內無法單獨發揮作用，必須和其他維他命攜手合作才能發揮作用。就這點而言，為了增進健康、避免腰痛而利用維他命劑時，與其使用單劑，還不如選擇B群或E等複合劑。

普通狀態下，維他命B1在人體內的吸收有限。因此，各製藥公司為提高吸收能力，開發替換部分B1分子的誘導體，當成製劑販賣。

維他命B1以鹽酸硫胺素為原型，B1誘導體卻有很多不同的種類，都具有比原型更容易吸收的性質。

總之，說明書中列舉藥物中所含的維他命型態及性質等。使用前必須仔細閱讀維他命含有量及相關說明。如果有不明白處，先請教藥劑師後再購買。

塗藥與貼藥使用法

腰痛或肩膀痠痛時使用的外用藥，依使用方式不同，市面上有各種不同種類的外用藥。依療法分類，分為冷敷與熱敷系統兩種藥物。不管選用哪一種藥物，只要稍微下工夫，就能提高效果。利用以下方法有所幫助。

首先介紹冷敷系統藥物。可當成冷灸或冰塊按摩的代用品活用。

冷刺激能夠緩和疼痛，就是藉著二次反應使冷卻部分的溫度上升、促進血液循環造成的。但長時間冷敷時，反而無法期待二次反應出現。使用塗藥或噴霧劑，塗抹後一會兒效力會自然消失。如果在貼藥30分鐘後撕下藥布，患部溫度會上升，等到患部溫度上升為與其他部分皮膚溫相同時，再重貼一次。重複進行3到5次較有效。但利用這個方法僅限於半天內，最長不要超過12小時。

熱敷系統的藥物，目的是使疼痛處血液循環順暢。短時間內流汗更具效果。

用塑膠布蓋住貼藥部分，或穿上防風夾克，1到2小時內讓上半身流汗較好。充分擦拭汗水，同時按摩疼痛處或進行腰痛體操等，將更有效。

（青木）

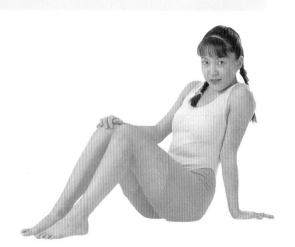

頑固的腰痛

一掃而空

理論篇

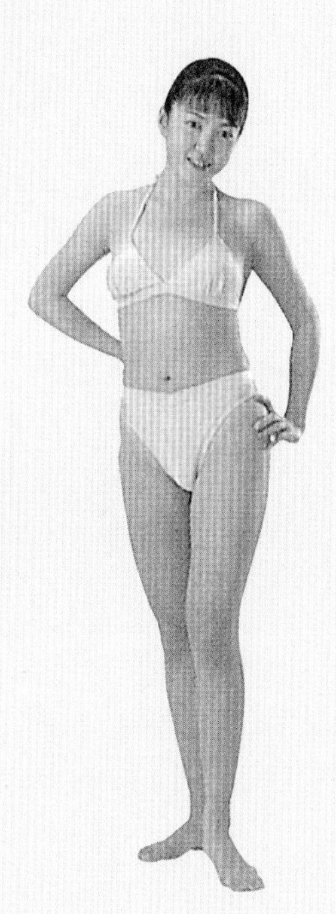

腰痛發生的原因

配合成長，形成S形弧度

腰痛是人類用雙腳站立、步行以來的宿命疾病。

為什麼會引起腰痛呢？我們邊看腰與背部的構造及功能，邊說明發生原因。

我們在母親胎內時，為彎曲手足、拱著背部的姿勢，連脊柱（背骨）也拱起。

但是，出生後3到4個月，頸部往前彎曲（前彎），到達「頸部挺直」的狀態，俯臥時可用雙手撐著抬起頸部。

5到6個月大時會翻身，7到8個月大時會坐或爬，到了這時腰部往前彎曲。

從側面看，脊柱是頸部在前、背部在後、腰部在前的S形弧度。出生一年左右，利用雙腳能站立、步行後，這個形狀就更為明顯。也就是

構造

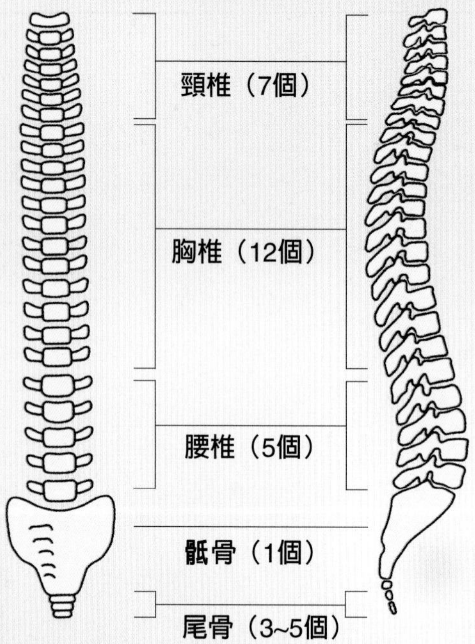

頸椎（7個）
胸椎（12個）
腰椎（5個）
骶骨（1個）
尾骨（3~5個）

椎間盤的構造

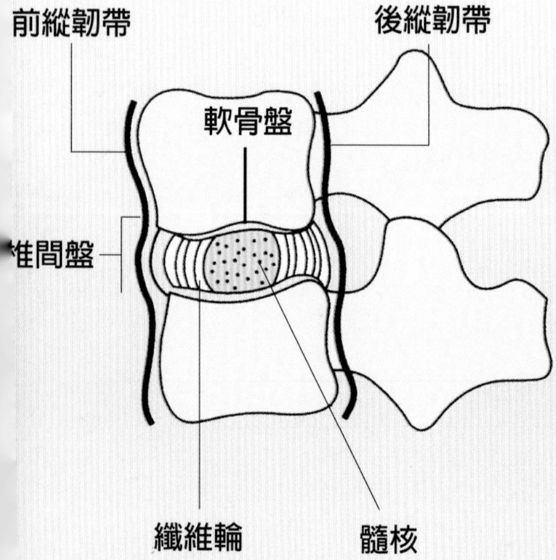

前縱韌帶
後縱韌帶
軟骨盤
椎間盤
纖維輪
髓核

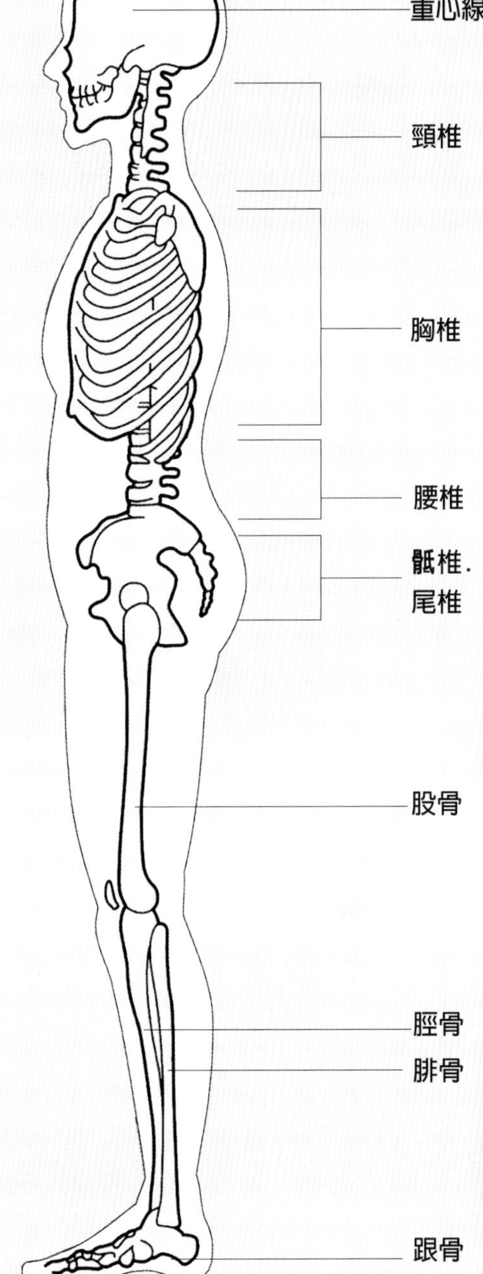

說，人類的脊柱並不是筆直的，支撐上半身的同時，也會曲伸、扭曲，能夠順利對應、自由自在的活動，因此形成S形構造。

S形的脊柱到底是何種構造呢？以下詳細說明。

堆積在骨盆上的24個椎骨

我們身體的最上方是頭，支撐沉重頭部的是頸椎，頸椎由7個椎骨相連而成。

頸椎下方是由12個椎骨構成的胸椎，胸椎兩側各有肋骨附著。

胸椎下方由5個椎骨構成腰椎，腰椎鋪在骨盆上。骨盆則是左右髖骨（髖骨上方稱為髂骨）與中央的骶骨、尾骨構成，骶骨上方堆積腰椎。

具有支柱作用的脊柱支撐上半身，從腰到頸部為止，椎骨的構造如同磚塊似的。

椎骨與椎骨間並不是用水泥這種堅硬的接著劑固定，而是夾著椎間盤這種軟骨性板子，具有墊子作用。

椎間盤老化是引起腰痛的原因

椎間盤中央的柔軟組織稱為髓核，周圍的環狀軟骨稱為纖維環。纖維環的外側前方為前縱韌帶，後側則由後縱韌帶補強。

纖維環屬於強力的膠原纖維，是非常具有彈力的組織。中央的髓核為膠狀，因此含有許多水分。所以，椎

背部肌肉（豎棘肌）

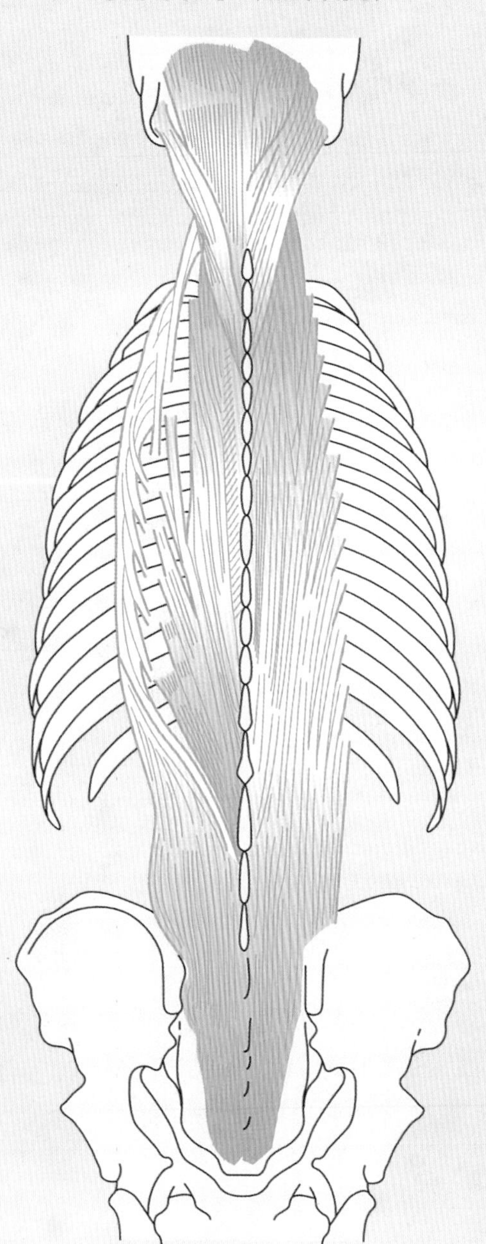

間盤有彈力，能夠吸收加諸脊柱的衝擊。

車子的輪胎具有承受車體重量而奔馳的功能，同時，對於行駛於凹凸不平的路面時承受的衝擊，也具有緩衝作用，避免衝擊直接傳達到車體。因為輪胎是由富有彈力的橡膠構成，中間充滿空氣。

椎間盤也同樣，包含富於彈力的纖維環組織及髓核的水分，都能發揮緩衝效果。

但是，過了20歲層後，人體髓核中的水分開始減少，30歲層後纖維環中的水分也開始減少，椎間盤加速老化，逐漸失去彈力。

因此，緩衝效果變薄，無法緩和對於腰椎的衝擊，容易產生疼痛。

肌力減退也會造成腰痛

上身的活動當然不光靠椎骨與椎間盤支撐，骨與骨相連處的韌帶和肌肉的作用也很大。

其中，肌肉藉著伸長或收縮，與關節的曲伸有關，同時也具有固定脊

腰部肌肉（腹部側看過來的腰方肌）

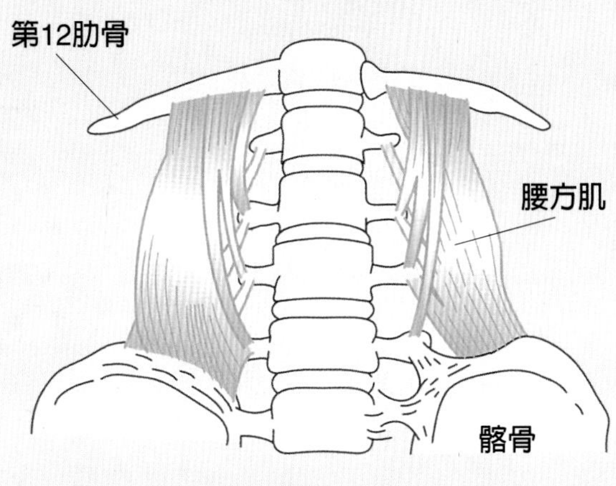

腹部肌肉
（腹直肌、腹外斜肌、腹內斜肌）

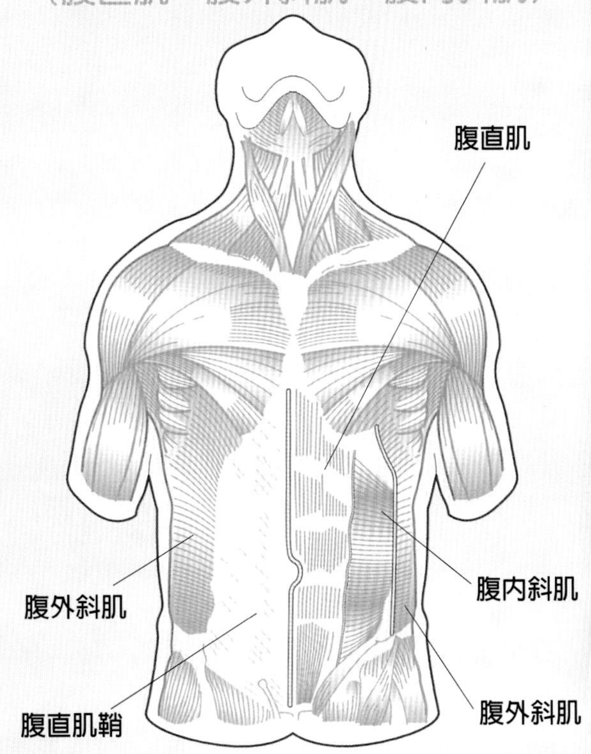

柱的重要作用。由許多骨與骨相連形成的脊柱能夠保持筆直，就是因為周遭肌肉緊張造成的。

例如，脊柱兩側的豎棘肌、腰部深處的腰方肌、腹部側的腹直肌、腹外斜肌、腹內斜肌等，都與脊柱的穩定和活動有關。

但是，當肌肉老化時肌力減退。運動不足也會導致肌力減退，支撐脊柱的肌力減退，成為腰痛原因。

為了穩定脊柱，腹部肌力與背部肌力必須保持平衡。當腹部肌力衰弱，平衡瓦解時，就會成為腰痛原因。

並不是每個部分的背骨大小都相同。頸椎只支撐頭部重量，所以椎骨較細。必須承受上身所有重量的腰椎部椎骨，為了穩定支撐重量，因此又大又粗。

反過來說，腰椎不斷承受重壓，所以容易產生毛病。

最容易出現腰痛的部分，是腰椎最下方的第五腰椎以及骶骨。

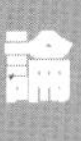

國人腰痛持續增加的理由

減少使用腰部的工作，但是……

腰痛可說是一種現代病，因為腰痛而煩惱的人逐年增多。

一旦腰部負擔增加時，就可能發生腰痛。現代生活與過去相比，便利許多，因此，腰部負擔減少。

必須彎腰進行的農業工作，屬於造成腰部負擔的工作，藉著農耕機械登場，使得農作逐漸輕鬆。工廠內的工作也相同，抬拿重物的機會減少，重勞動內容銳減。

家庭中不論洗衣或掃地等，會造成腰部負擔的工作，藉著洗衣機和吸塵器之賜，變成逐漸輕鬆。工作量比過去減少許多。

此外，與過去相比，現代人的營養攝取狀態也比過去改善許多，尤其成為韌帶和肌肉根源的蛋白質攝取量提升了，但成為骨骼根源的鈣質攝取量卻減少，所幸缺乏有限。

照理說腰痛患者應該減少，但是，實際接觸患者的整形外科醫師大都反映腰痛患者增加了，為什麼呢？

車輛普及導致肌力衰退

主要原因是車輛普及。

車輛在30年前是奢侈品。十幾年前的結婚條件還流行要求房子、車子……等。不過，十年來車子普及速度十分驚人。現在依車種不同，有些平價車種大部分人都買得起。所以，擁有車子成為理所當然的事情。

但是，國人的生活卻因為有了車子，使得步行機會銳減。沒有車子時，需要蔬菜就必須到蔬果店購買，缺少肉類就必須前往肉舖。每天必須走好幾家商店購物的生活，變成一週一、二次，只要開車到超市購買就足夠的方式。這種傾向在郊外或鄉下更嚴重，原本走10分鐘就能到達的地方，改為開車或騎摩托車，各式車子完全代替腳的作用。

除了利用私人車輛代步，加上捷運、巴士、計程車等交通工具發達、高樓大廈中的升降梯或手扶梯普及，使得現代人幾乎不需要走路了。

結果，我們的肌力變成完全不可以依賴。走路看起來並不像是正式運動，但是，藉著使腳與腰部肌肉左右交互放鬆與緊張，不知不覺中就強化了肌力。

除了交通工具外，各種機器非常發達，使得現代人從肉體勞動中解放出來，因此產生閒暇時間。但同時，大部分人仍然使用交通工具享受休閒生活，很少使用身體。

意想不到的姿勢成為腰痛關鍵

一般人大都不了解到底何種姿勢或動作會造成腰部負擔。整形外科醫師納凱姆森進行實驗，調查第三腰椎與第四腰椎間的椎間盤到何種狀態時，承受多少壓力。結果如下圖所示。發現比起站立而言，坐下時腰部承受的負擔更大。因為坐下時腰部彎曲。

有肌力的人進行少許動作不會損傷腰部，但肌力較弱的人光是坐在椅子上的工作，就會增加腰部負擔。由於意想不到的姿勢而引起腰痛的例子很多。

提到腰痛，很多人認為是老年人的疾病，但壯年者腰痛的例子也經常可見。20歲層和35歲左右的腰痛患者也不少。據說20歲層時椎間盤開始老化。但是，如果擁有肌力，即使20歲層、30歲層時，也能充分彌補椎間盤老化的問題。

從事舉重或相撲等，對腰部造成極大壓力的運動員中，雖然損傷腰椎，但很多人並不會訴說腰痛。

也就是說，腰椎不好時，可以藉著肌力彌補。

國人的體位逐年上升，但是肌力減退、腰痛增加，這的確是令人遺憾的事情。

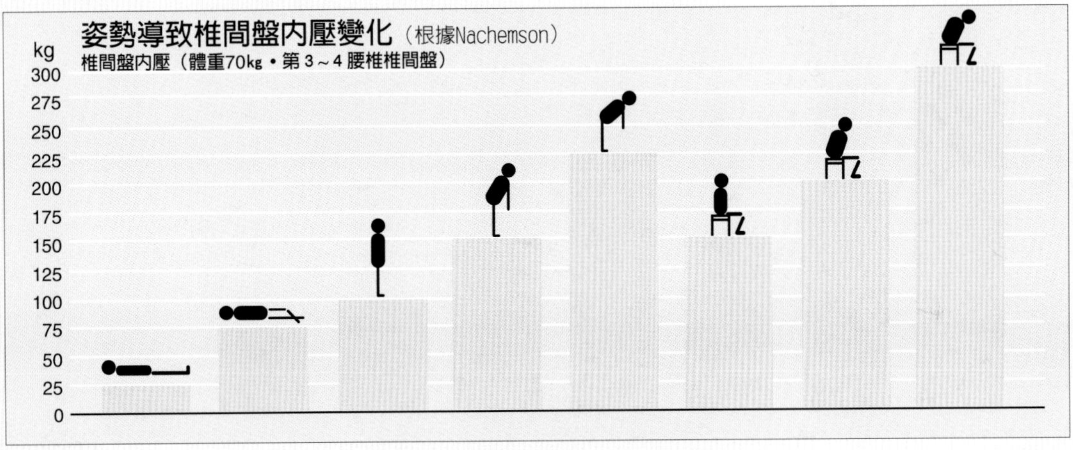

姿勢導致椎間盤内壓變化（根據Nachemson）

kg

椎間盤内壓（體重70kg・第3～4腰椎椎間盤）

300 275 250 225 200 175 150 125 100 75 50 25 0

理論篇

哪些人容易腰痛

姿勢不良時會腰痛

腰痛是因為脊柱老化而引起。有些人年輕時就有腰痛毛病，有些人過了60歲腰部也不會疼痛。引起腰痛的條件是什麼呢？

首先，考慮姿勢問題。

好的姿勢，就是重心從耳根到肩、股關節、膝通過足踝的狀態（參考48頁）。像「立正」這種挺胸、過度緊張的姿勢，會造成腰椎前彎（朝前側彎曲）強烈，成為腰痛原因。

相反的，駝背或是強力將腰椎前彎都不好，駝著背時重心移動，為了保持姿勢穩定，會代償性的使腰椎往前突出。

腰部、腹部肌肉放鬆、駝背、腹部下垂的姿勢看起來很輕鬆，但由於腰椎前彎強烈，所以腰部肌肉強烈收縮，反而形成更嚴重的疲勞。

腹肌衰弱時，腰椎前彎強烈

第二個可以考慮的關鍵，就是腹肌衰弱。

我們不僅活動身體時使用肌肉，當我們站著或坐著時，也不眠不休的使用肌肉。肌肉往上必須支撐沈重的頭部，雙臂由肩膀垂掛下來，能夠支撐上身的，是從背部到腰、臀部以及腳部的肌肉。腹部肌肉隨時保持緊張狀態。如果完全放鬆腹肌的力量，身體就會倒下來。

當任何部分的肌肉衰弱時，為了保持姿勢穩定，就會對其他肌肉造成多餘的負擔。一旦造成負擔時，如果肌肉強韌，還可以彌補這個缺點，但是當肌肉衰弱時，通常其他肌肉也很衰弱，因此，具有強烈負擔的肌肉會

駝背者的脊椎

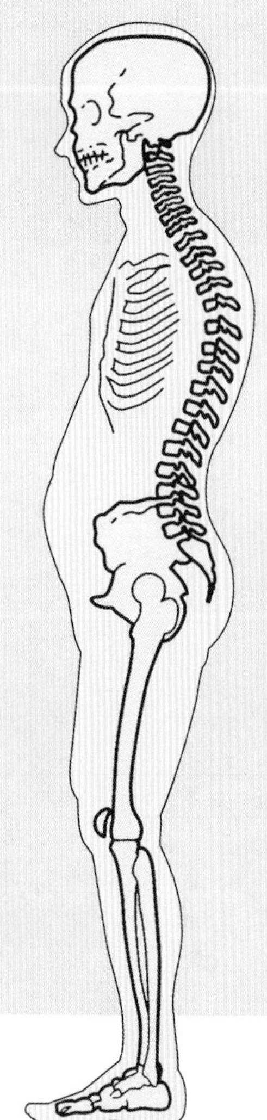

產生強烈緊張，無法充分支撐腰椎，造成腰椎前彎強烈。

尤其腹肌衰弱時，無法由腹部側支撐腰椎，造成腰前彎強烈。提到腰痛，一般人認為是腰部肌肉衰弱引起的，但原因出在腹肌衰弱的例子也不少。

太胖也會導致腰痛

肥胖也是促進腰痛的條件之一。

肥胖意味皮下脂肪太多。皮下脂肪特別容易積存在腹部，所以肥胖者通常都是腹部突出的姿態。

腹部突出的姿勢重心當然會往前，為了穩定姿勢，形成上半身往後仰的狀態，就好像相撲選手的立姿。如此一來，胸椎朝後、腰椎往前彎曲，形成極端的形狀，對腰部造成極大的負擔。

肥胖的問題點不僅如此而已，製造肥胖狀態的生活本身也出了問題。肥胖就是多餘的熱量成為脂肪，反過來說，就是運動不足。

從事相撲運動的力士雖然肥胖，但是有肌力，因此能保持腰椎強烈前彎的狀態。一般而言，太胖的人幾乎都是由於運動不足而引起。沒有人能擁有支撐沈重體重的肌力，加上太胖的人懶得活動而運動不足，形成惡性循環。

如果屬於輕微肥胖，必須趕緊恢復標準體重。

一旦懷孕時，容易腰痛

懷孕和生產也是造成腰痛的原因。

一旦懷孕時腹部突出，變成與肥胖的人同樣的姿勢。

因此腰椎強烈前彎，而且這個變化是突然產生的，加上無法隨心所慾運動，所以容易引起腰痛。

此外，懷孕時骨盆鬆弛，也成為腰痛的原因。骨盆鬆弛是為了讓胎兒順利通過產道。懷孕時身體分泌使骨盆、韌帶及肌肉鬆弛的荷爾蒙。

懷孕造成的韌帶與肌肉鬆弛，在生產後1到2週內就會消失。但還是要進行懷孕體操和產褥體操以預防腰痛。

腰痛者特別需要注意的職業

坐辦公桌的管理職較常見腰痛毛病

人們對於疼痛的感受方式因人而異，各有不同，訴說疼痛的方式也不同。因此，到底哪一些人容易罹患腰痛，不能一概而論。令人感到意外的是，從事辦公桌工作的人反而比從事重勞動工作的人更容易腰痛。同樣屬於從事辦公桌工作，擔任管理職的人更容易腰痛，這是經由各種調查得知的結果。

根據納凱姆森的調查（參考71頁）可以了解，坐在椅子上的姿勢會對椎間盤造成內壓。坐著工作時，腰部負擔非常大，加上管理職的精神壓力，因此腰痛增加。

如果以正確姿勢工作當然沒問題。但是，大部分的人姿勢不良，保持不良的姿勢工作。

肌力方面也令人感覺不安。從事辦公桌工作的人如果利用中午休息時間活動身體，或是休假時多運動、每天走路的話，就能防止肌力減退。如果不這麼做，運動不足將導致肌力減退。相反的，經常使用身體的工作者，藉著每天的勞動可以鍛鍊肌肉。從事辦公桌工作的人就無法期待這個效果。

長時間開會後引起腰痛，就是屬於這類人士。長時間持續坐著時，全身肌肉放鬆、腰部斜靠在椅背上，這種姿勢最容易讓腰部疲累，引起腰痛。

因為長時間坐著，所以腹部必須用力、緊縮肛門，好像將頭保持在上方似的，以好的姿勢坐著。

司機必須注意腰痛

開計程車或卡車的司機，因為持續坐著，所以情形和從事辦公桌工作的人相同。為了避免發生意外事故，必須緊繃神經。坐著的姿勢加上震動，比起從事辦公桌工作的人而言，對腰部造成更大的負擔。

不少計程車或卡車司機都是二十四小時持續工作，一旦疲勞加重時，更容易引起腰痛。

最近的車子座位經過特殊設計，不容易造成腰部負擔。因個人體格或體形等不同，座位高度與方向盤的距離也各有不同。

座位高度比辦公椅更低，腰部緊貼椅背坐著，為了保持腰椎前彎，腰部與坐墊間最好塞入小枕頭或是捲起的毛巾等。

座位與方向盤的距離，應該是膝和手肘輕微彎曲就能握住方向盤的距離。

持續站立的工作也容易引起腰痛

店員、服務生等一整天都站立工作的人，也容易腰痛。

尤其服務生不僅長時間站著，還必須將東西擺在托盤上帶著走，重心傾向拿著托盤的一側，形成腰部不自然的狀態。經常快速穿過狹隘的通道，也會造成腰部負擔。

穿著高跟鞋時臀部突出，也使腰椎前彎強烈。如果必須穿高跟鞋，最好在休息時脫掉鞋子，去除腳部、腰部的疲勞。

不會造成腰部負擔的體位

不論對精神或肉體上，愉快的性生活都能使人達到放鬆狀態。因此，只要不是長時間，或採取不自然的姿勢，性生活不會對腰痛造成影響。

腰痛嚴重的人，應該會缺乏性慾，如果仍有性慾，則屬於輕症腰痛，不會妨礙性生活。

運動不足的人，可將性行為當成適度運動，同時有助於預防腰痛。一旦腰痛時，腰部肌肉緊張、收縮。進行性行為時，肌肉能自然放鬆，也算是有效的治療。

條件是不能採取太勉強的體位。模仿不自然的體位會引起腰痛，必須適可而止。尤其是在腰下墊枕頭，或採取坐姿等使腰部後仰、腰椎前彎強烈的姿勢，是引發腰痛的關鍵。

採用正常位或女性上位就能安心了。有腰痛毛病的人最好在下方。下方的人輕微曲膝，就能減少腰部負擔。此外，側臥位也不錯。

不要採用奇特的體位。基本上，只要達成精神結合，就能過著滿意的性生活。

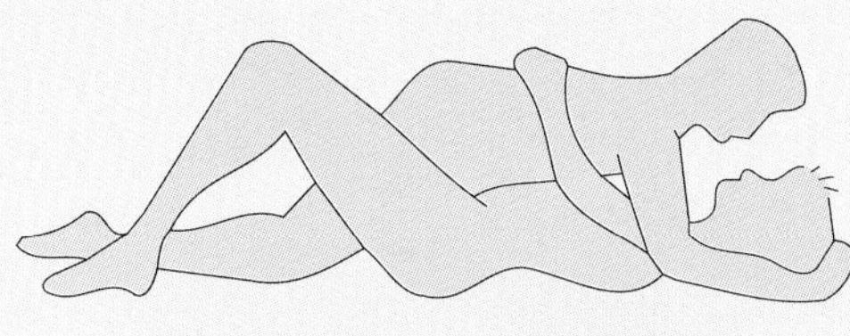

正常位或女性上位，腰痛者在下方。

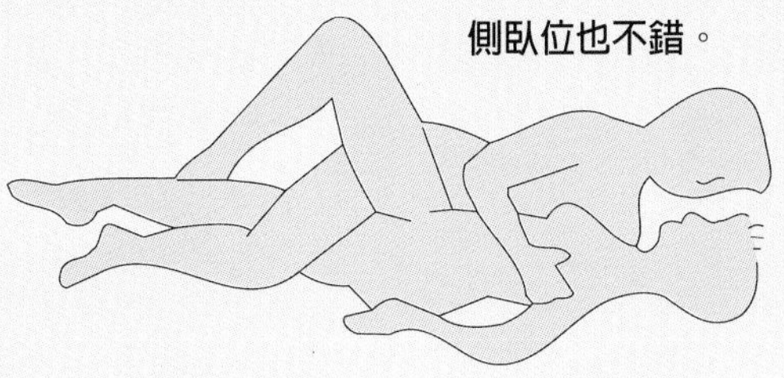

側臥位也不錯。

理論篇

常見於現代人的心因性腰痛

「心病」造成的腰痛

所謂「病由心生」，腰痛有時也是如此。因為心理因素造成的「腰痛症」，就是「心病」性腰痛。

雖然訴說腰部疼痛，但是照射X光卻沒有發現病變處，屬於原因不明的腰痛。腰痛患者中，有些前往醫院接受診察，經醫生診斷為無異常時，突然就不再感覺疼痛了，這就是心因性原因造成的腰痛。

當然，只經由一次診察就治好的腰痛比較少。腰痛大都會慢性化。罹患慢性腰痛的人，通常都是比較擔心、內向、細心、過於執著的人。同樣程度的疼痛，樂觀的人覺得沒什麼，悲觀的人卻覺得很痛，造成病由心生。

總之，心因性腰痛並不少。

到底哪些心理要素容易引起腰痛呢？

逃避現實而造成腰痛

由於機械化之賜，人類肉體的勞動減輕許多。但同時也進行合理化、省力化的管理，要求工作速度，不允許程序上沒有規定的動作。因此，人們在機械化時代承受比以前更大的心理壓力。

藉助發達的交通工具，可將人類或物品輕鬆、快速移動、搬運到遠方。但是，這種速度卻造成人們的心靈和肉體無法同步的狀態。搭飛機旅行時產生的時差就是很好的例子。

工作場所的人際關係變得複雜，因此，工作者承受很大的壓力。

由於小家庭增加，在家庭中沒有商量的對象，社區中的連繫較少，丈夫忙於工作，沒有和家人共渡的時間等，所以家庭不算是休憩場所。

現在社會中，有許多造成人類心理壓力的例子，使人自然產生一種想要逃離殘酷現實的慾望。這個慾望就會造成腰痛。

逃離到腰痛中的背景，包括工作上的糾紛、工作場所的人際關係、與鄰居的關係、家人與感情問題等。

即使照射X光，也找不出心因性腰痛的病變處。因此，很難掌握到底什麼問題壓抑心理。

引起腰痛的全身疾病

罹患脊柱或椎間盤等骨骼、肌肉、肌腱與韌帶原因引起的腰痛，當然應該前往整形外科治療。罹患其他疾病時，腰痛可能是該疾病的症狀之一。

心因性腰痛就是其中之一。此外，還有懷孕、生產造成的腰痛，不算是疾病。因此，必須留意整形外科以外的原因造成的腰痛。

其他疾病如下：

●消化系統疾病

胃腸、胰臟等不好，因此引起腰痛，便秘也可能是腰痛原因。

●泌尿系統疾病

腎臟、膀胱、輸尿管等疾病，也會引起腰痛，結石特別會引起劇痛，尿道感染症則會出現發燒、排尿時疼痛、血尿或蛋白尿等。

●婦科疾病

卵巢或子宮腫瘤、子宮內膜症、附屬器官炎等婦科疾病，大都伴隨腰痛症狀。發燒或不正常出血時也會出現腰痛。

不是疾病的例子則是，有些女性在生理期開始前、生理中也會腰痛。這些人大都有生理不順的現象。一旦下半身受涼時，腰痛會變得更嚴重。

●感冒、流行性感冒

感冒或流行性感冒等感染症，經常會造成肌肉或關節疼痛，因此，大都會引起腰痛。全身倦怠、發燒、咳嗽、流鼻水等症狀也會出現，藉此可以判斷是否為流行性感冒。

●癌症

脊柱容易成為癌的轉移處，癌細胞一旦轉移到脊柱時，就會引起腰痛。

隱藏在背後的憂鬱病

心因性腰痛中，最嚴重的就是「假面憂鬱病」。

所謂憂鬱病，是指情緒憂鬱、產生不安或厭世想法，屬於一種缺乏慾望的精神疾病。

罹患憂鬱病時，如果同時出現許多其他心理或身體疾病，稱為假面憂鬱病。訴說腰痛症狀者中，有些可能隱藏憂鬱病。也就是說，戴上腰痛假面具的憂鬱病。應該找出隱藏在假面背後的真實面孔，但很難辦到這一點。

除了精神科的治療，假面憂鬱病者也需要家人協助。

腰痛症

二人中有一人屬於腰痛症型

我們所說的腰痛，有許多不同種類，其中最常見的是「腰痛症」。腰痛症可說佔所有腰痛的一半以上。

腰痛症這個病名與椎間盤突出症、脊椎分離症等病名相比，比較含混不清。不知道真正疼痛的部位在何處，事實上，這種腰痛才是腰痛症的一大特徵。

檢查無異常

訴說腰痛的患者，前往整形外科受診，經由問診、照射X光、血液、尿液檢查等各種檢查，如果發現椎間盤的髓核突出於纖維環裂縫處，就是椎間盤突出症；如果椎體邊緣變形，就是變形性脊椎症，藉此可以診斷。

通常腰痛症即使進行這些檢查，也無法找出原因。因為無法給予正確病名，只能稱為腰痛症。

通常自己無法清楚自覺疼痛從什麼時候開始，而且很難治好，屬於容易慢性化的腰痛。

姿勢不良、肥胖、疲勞等為關鍵

經常疼痛的腰痛特徵，可能是反覆受到某種刺激，或幾種刺激重疊，或是刺激根源來自日常生活，因此造成腰痛。

與其他腰痛相同，引起腰痛症的基礎，就是腰椎老化及運動不足，這是無庸置疑的事實。但腰痛症通常是不良姿勢、肥胖、心理壓抑、疲勞等反覆刺激重疊出現而造成的。

腰痛症容易出現疼痛的部位，位於最容易承受壓力的第五腰椎與骶骨之間。這個部分加上前述的刺激，就會造成偏差而引起疼痛。這時為了保護疼痛，周邊肌肉會緊張、收縮，肌肉緊張、血液循環不良，因此緊張度愈來愈強烈，造成疼痛不斷增加。

一旦腰痛時，可能造成疼痛惡性循環，很難治好。

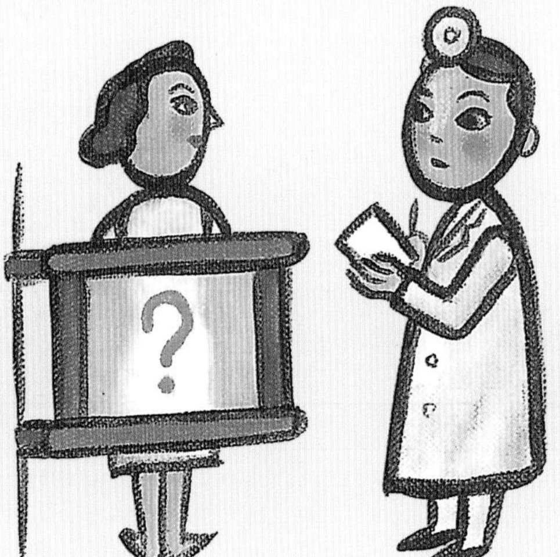

特徵是鈍痛

出現「苦重感」、「倦怠」、「僵硬」、「痠痛」等，腰痛症疼痛程度各有不同，一致特徵是出現鈍痛。

有時是一整天疼痛，或長時間持續相同姿勢、疲勞堆積或下半身受涼時，更為疼痛。

躺下、做伸直腰部的動作或泡澡溫熱後，疼痛就會減輕，這是因為原本處於緊張狀態的肌肉伸展，溫熱使得血液循環順暢，而從疼痛的惡性循環中脫離。

但，即使用這種方法減輕疼痛也只是暫時的，如果不去除造成疼痛原因的刺激，還會再度引起疼痛。

最初是輕微腰痛症，疼痛後症狀好轉、好轉後又出現疼痛，症狀反覆出現時，就會造成椎間盤突出症。所以，腰痛症者一定要回顧自己的生活，進行總檢討。

有腰痛宿疾的人選擇好的桌椅法

從事辦公桌工作的人較常見腰痛，就是因為運動不足及坐姿不良。此外，椅子或桌子不適當也是原因之一。

腰痛的人比較適合的椅子高度，與從腳跟到膝的高度相同或稍低一些。座位的長度，則是臀部靠在椅背上坐下時，與大腿長度相同，或是短一個拳頭的長度較好。有些椅子沒有靠背，如果採用有靠背的椅子，靠背與座位呈直角，配合背部彎曲的弧度，到達肩胛骨為止的高度是最理想的。

座位的椅墊硬一點較好。太軟看起來好像是重要人士的椅子，但長時間坐著會覺得疲勞，而且臀部下沈，所以背部拱起，腰椎部形成後彎狀態，好像一直鞠躬的姿勢。

因此，有腰痛宿疾的人一定要避免。

桌子則是手肘往前輕微彎曲時，從眼睛到桌子的距離為30cm最理想。

像製圖桌這種桌面稍微朝面前傾斜的桌子，較容易看清桌上的東西，當然最好。

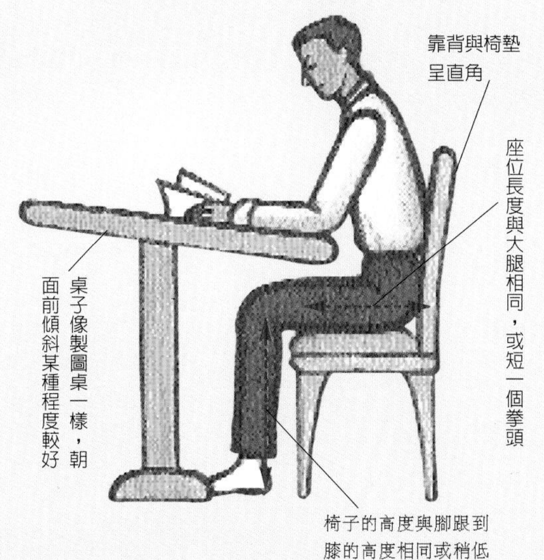
靠背與椅墊呈直角
座位長度與大腿相同，或短一個拳頭
桌子像製圖桌一樣，朝面前傾斜某種程度較好
椅子的高度與腳跟到膝的高度相同或稍低

椎間盤突出症

20到40歲層的壯年人較常見

突出症是指身體中的組織突破覆蓋物的狀態，引起腰痛的代表性疾病之一，就是椎間盤突出症，也就是髓核從纖維環的裂縫突出的狀態。

椎間盤是由水分較多的膠狀髓核，以及圍繞髓核的纖維環環狀結締組織構成。在椎體與椎體間，能夠緩和來自外部的衝擊，具有緩衝作用的，就是椎間盤（參考66頁）。平常活動身體時，椎間盤必須承受太多壓力，所以椎間盤經常處於酷使狀態下。

同時，髓核從20歲層、纖維環從30歲層開始老化。由於兩者的水

椎間盤突出症產生的方式

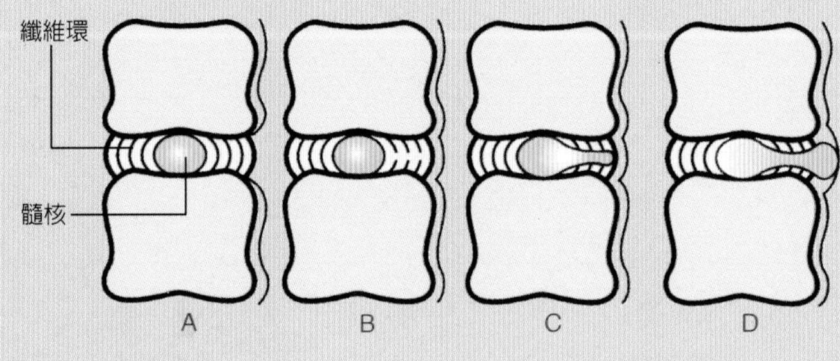

A 正常的椎間盤
B 纖維環失去水時形成裂縫
C 髓核通過裂縫，朝外側突出
D 髓核突出纖維環，壓迫神經根源

容易引起椎間盤突出症的部位

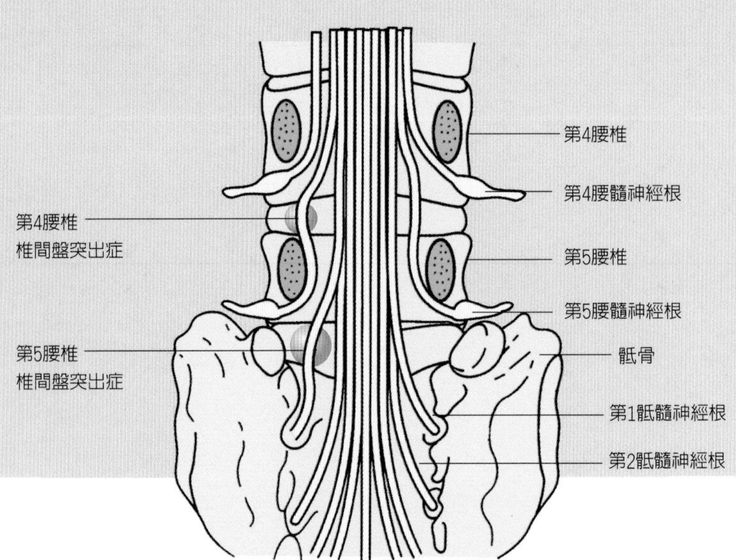

分減少，從這時開始，纖維環形成裂縫，就容易引起問題。

椎間盤突出症是僅次於腰痛症較常見的問題。並非年齡較高者的專屬疾病，而是20到40歲層的壯年者容易出現的症狀。也就是說，椎間盤很早就開始老化。

椎間盤突出症中，有些是某天突然發生，有些則是逐漸出現症狀。此外，經常閃腰也會引起突出症。

突然發生時，大都是突然扭腰或將重物抬起來等，做出與閃腰同樣的動作時，引發突出症。

疼痛沿著坐骨神經到達腳

腰骨（腰椎）是由五個椎體和三個椎間盤構成。其中最容易引起突出症的，是第四腰椎與第五腰椎間的椎間盤，以及第五腰椎與骶骨間的椎間盤這兩處。腰痛症等其他腰痛，幾乎也瞄準這兩處攻擊。由此可知，這裏平常支撐非常大的負擔。

椎間盤突出症造成的疼痛，具有幾種特徵。

疼痛當然僅限於腰部，但大都從腰部到臀部，甚至下肢都感覺疼痛。感覺下肢疼痛，是因為坐骨神經的根源，因為突出症的緣故受到壓迫而引起，因此稱為「根性坐骨神經痛」。

打噴嚏或咳嗽時，下肢疼痛會沿著坐骨神經傳達過來（稱為放散痛）。有時疼痛從腰部傳達到腳趾。

活動時，出現強烈腰痛，尤其身體前傾時，感覺非常疼痛，側躺時疼痛能夠緩和，這是因為椎間盤內壓下降所致。

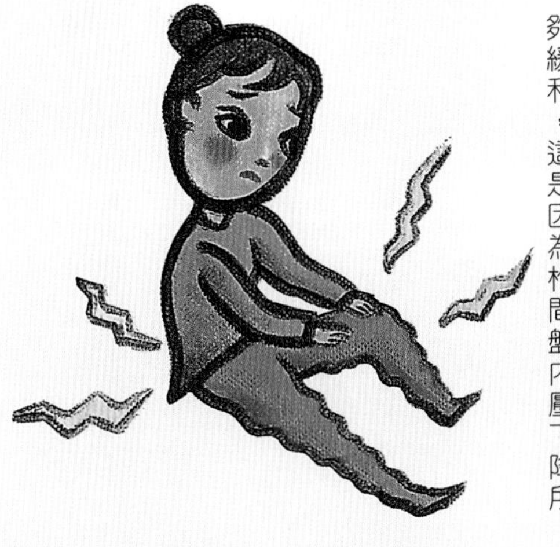

此外，臀部到腳發麻，或是出現無法用力的現象。

突出症因出現的部位不同，可能造成膝或跟腱等反射減弱。

伸直腳部仰躺，請別人慢慢幫你抬起一側的腳時，健康者的腳能夠抬到與腰呈直角的角度，但罹患椎間盤突出症時，因為疼痛而無法抬高。

五人中有一人需要動手術

椎間盤突出症的療法，一般認為必須立刻動手術。但真正需要動手術的，只佔整體的百分之二十而已。採取不動手術的保存治療，百分之九十患者都能感受疼痛消失或減輕。與其獨自著急，還不如找值得信賴的醫生，妥善接受治療。

急性期時一定要靜養。其他日常生活注意事項，也與其他腰痛相同。

閃腰

小動作也會引起閃腰

閃腰是因為做了某個小動作而產生劇痛。德文稱其為「魔女的一擊」。

打高爾夫球揮桿或棒球揮棒，或抬起重物等，突然劇烈使用腰部肌肉時，經常容易閃腰。上完廁所站起來時、趴在洗臉台前洗臉後抬起臉部等，因為小動作引起閃腰的例子並不少。

總之，瞬間出現劇痛、腰無法動彈，勉強回到床上，不久後又因為咳嗽，感覺腰部非常疼痛。這種疼痛的確非常突然且劇烈。

疼痛突然出現的原因如下：

第一原因是，部分椎間盤纖維環斷裂，纖維環周圍屬於容易感覺疼痛的部位，因此產生強烈疼痛。

此外，勉強移動脊椎後方的椎體與椎體相連的關節時，關節包著關節袋（關節包）或韌帶扭傷時，也會引起強烈疼痛。

附著於骨的肌肉拉傷時，也會產生疼痛。

閃腰除了脊椎出現明顯變形症狀外，照射X光很少發現異常。

經常復發會變成椎間盤突出症

閃腰症狀強烈時，彎曲股關節與膝，保持側躺姿勢（參考50～51頁）靜養，數日內疼痛就能減輕。

靜養時，同時進行冷濕布療法，症狀穩定後再用熱敷墊熱敷。

但在疼痛緩和前活動身體，反而造成症狀惡化，使得疼痛拖更久，所以最初絕對不能勉強。

一旦痊癒後容易復發。經常復發時，會變成椎間盤突出症。

閃腰與其他腰痛一樣，大都是因為運動不足而造成。疼痛減輕時要做腰痛體操，多走路以鍛鍊肌肉。

一段時間內不能提拿重物，而且不要以中腰姿勢工作。長時間保持相同姿勢時，注意事項是經常休息並做體操。

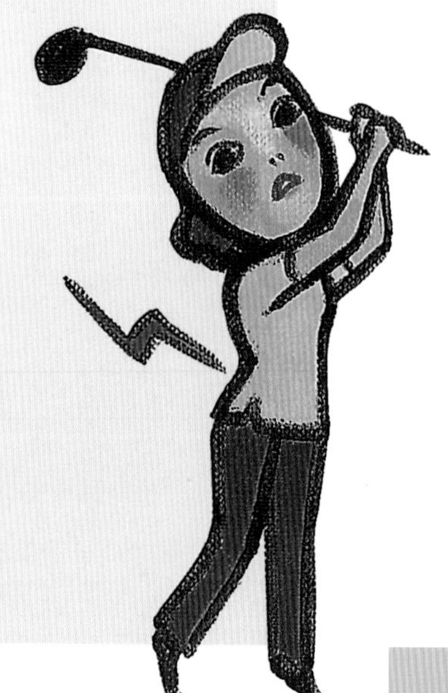

其他腰痛

背骨老化引起腰痛

〈變形性脊椎症〉

發生率與椎間盤突出症同樣多的，就是變形性脊椎症。因為老化而造成脊椎病變，引起腰痛。

椎間盤老化從年輕時開始，長期持續使用時，椎間盤因為身體重量而被擠壓。椎體緣反覆出現小外傷、骨角形成像刺一樣的突起。加上韌帶骨化，形成變形性脊椎症。同樣的變化也可能出現在椎間關節。

變形性脊椎症

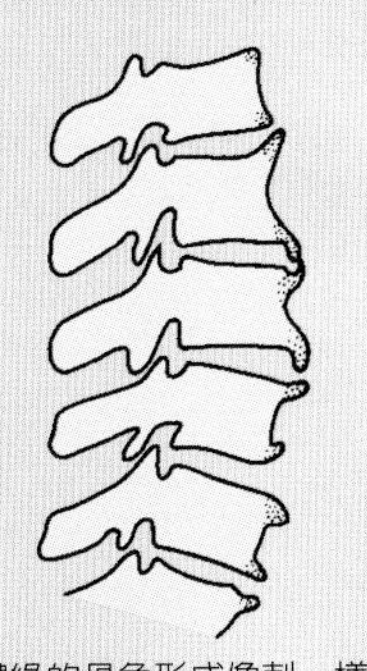

椎體緣的骨角形成像刺一樣的突起。

但是，出現這些明顯的變化時，卻不會造成疼痛，可能因為長時間緩慢進行，因此避開神經通過處，由於神經沒有受到壓迫，所以不會感覺疼痛。

罹患變形性脊椎症的人，有些人覺得腰痛，是因為腰椎活動不良，或勉強穩定上身，對韌帶或肌肉造成負擔時，才會覺得疼痛。

由於肌肉萎縮、血液循環不良，因此，溫熱腰部促進血液循環，同時做體操充分活動肌肉，就能減輕疼痛。

大都發生於劇烈運動者

〈脊椎分離症、滑脫症〉

脊椎分離症

箭頭是分離部分。

脊椎分離症，是指脊椎的上關節突與下關節突之間，椎弓分離的狀態。照射X光時，可以看到這個地方的骨斷裂。最容易引起分離的是第五腰椎，其次是第四腰椎。

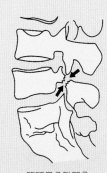

脊椎分離的人不見得都會引起腰痛，很多人都沒有自覺症狀。出現「腰疲倦、苦重」等鈍痛時，和腰痛症大致相同。

另一方面，脊椎滑脫症則是分離的脊椎往前方挪移的狀態。症狀與腰痛症大致相同，但滑脫程度一旦嚴重時，下肢出現放散痛或發麻等症狀。症狀輕微時，只要注意日常生活事項，或藉助腰痛體操，就能減輕腰痛。嚴重時必須動手術。

脊椎分離症發生的原因，可能是天生骨形成異常，或因為壓力造成的疲勞骨折而引起。過了少年期後會出現，35歲後不容易出現，就是脊椎分離症的特徵。而且較常見於成長期從事劇烈運動的孩子身上。此外，男性比女性更常見。

因為出現分離脊椎朝前方滑脫，稱為分離滑脫症。依症狀程度不同，可能造成脊髓通過的脊柱管通道狹窄，壓迫脊髓神經（馬尾神經）或神經根，造成手腳發麻及步行困難等現象。

50到60歲層女性較常見

〈脊椎偽性滑脫症〉

脊椎的關節突間部沒有分離，但脊椎滑脫，稱為脊椎偽性滑脫症，也稱為無分離滑脫症。分離滑脫症大都出現於第五腰椎，而偽性滑脫症大都出現在第四腰椎。只有一半的人感覺腰痛。以50到60歲層較常見，而且女性比男性更常見。

伴隨腳部發麻等症狀

〈脊柱管狹窄症〉

包住脊髓加以保護的脊柱管狹窄時，脊髓神經和神經根受到壓迫，就會引起腰痛、腳部疼痛、發麻及步行困難等症狀。原因包括先天性、脊椎滑脫症、變形性脊椎症等其他疾病造成的病變，包括黃色韌帶與後縱韌帶肥厚等。

除了腰痛體操、藥物及利用鐵衣治療外，有時必須進行手術。

容易骨折的骨老化病

〈骨質疏鬆症〉

骨中缺少鈣質，骨質疏鬆的疾病，照射X光時會發現骨變薄。因為老化或更年期荷爾蒙變化等而引起。但是當鈣質、蛋白質攝取量減少時，骨質疏鬆的症狀就會在較早時強烈出現。

骨質疏鬆的骨當然會變脆弱，因為小的刺激使得椎骨被擠壓。骨因擠壓的位置不同，可能導致背部或腰部疼痛。

活動身體時，沿著肋間神經與坐骨神

分離滑脫症與偽性滑脫症的不同

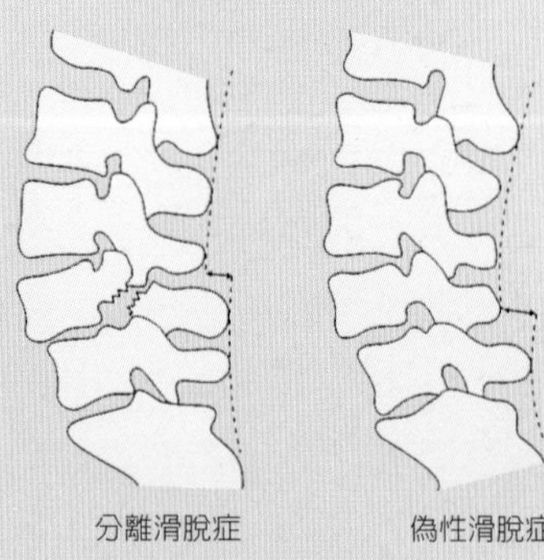

脊柱管狹窄症

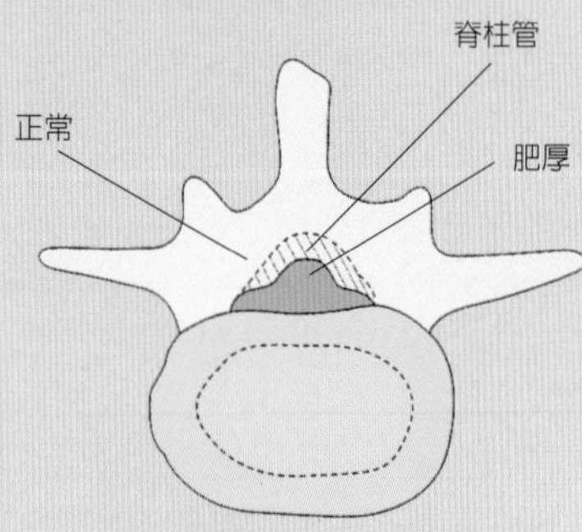

與正常（虛線）相比，骨肥厚的脊柱管（實線）變狹窄。

經，疼痛傳遍各處。此外，當症狀進行時，多數的椎骨被擠壓，可能形成駝背。

必須靜養，同時穿上鐵衣或裹上繃帶等，保持脊椎穩定，同時注意飲食生活，充分攝取鈣質和蛋白質。

結核菌感染而引起〈脊椎骨瘍〉

結核感染波及脊椎的狀態，在沒有抗結核劑的時代，提到腰痛，首先必須懷疑是否為骨瘍。在結核病較少見的現代，骨瘍是比較罕見疾病，但反而會被忽略。

除了盜汗、全身倦怠、輕微發燒、食慾不振等結核症狀外，脊椎就好像一片硬板子一樣，活動不良，而且活動時疼痛增強。疾病進行時，椎體和椎間盤遭到破壞，造成膿積存，膿壓迫脊髓神經引起麻痺，使得腳部無法動彈。只要早期發現、早期治療，就能在脊椎還沒有變形的狀態下治癒。

幾乎是良性〈脊髓腫瘤〉

脊柱管內形成的腫瘤稱為脊髓腫瘤。比較少見，但腰痛會持續一陣子，容易被誤以為是椎間盤突出症或腰痛症等，因此必須注意。

馬尾神經腫瘤引起的腰痛，即使躺著，卻因身體的活動而疼痛增強。持續疼痛後突然轉變為不痛，特徵是疼痛沒有一定的規則性。

腫瘤增大時，會引起知覺障礙或運動障礙等，同時也會感到排尿、排便不自由。

幾乎都是良性腫瘤，只要儘早動手術切除，就不會留下機能障礙問題。

骨質疏鬆症

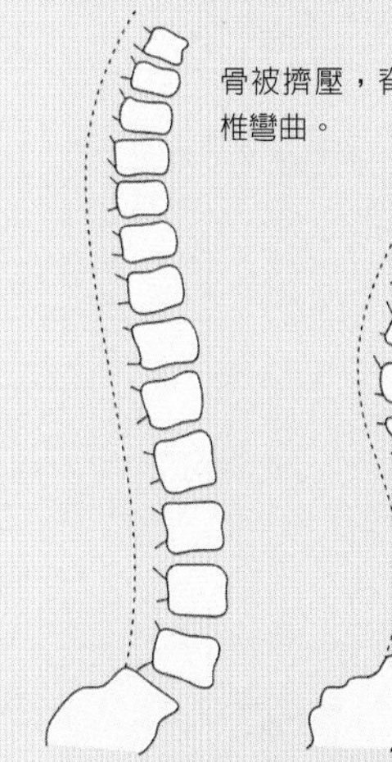

脊椎骨瘍

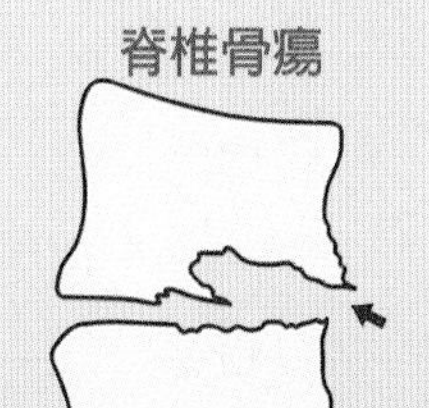

因為結核菌，箭頭指出處的椎體、椎間盤遭破壞。

脊髓腫瘤

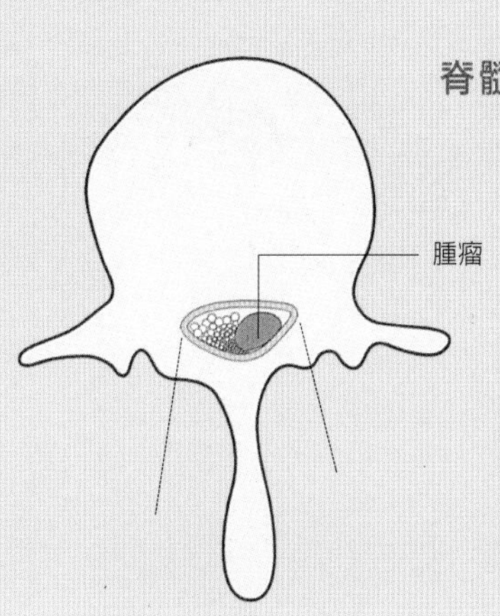

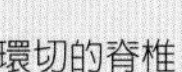

環切的脊椎。

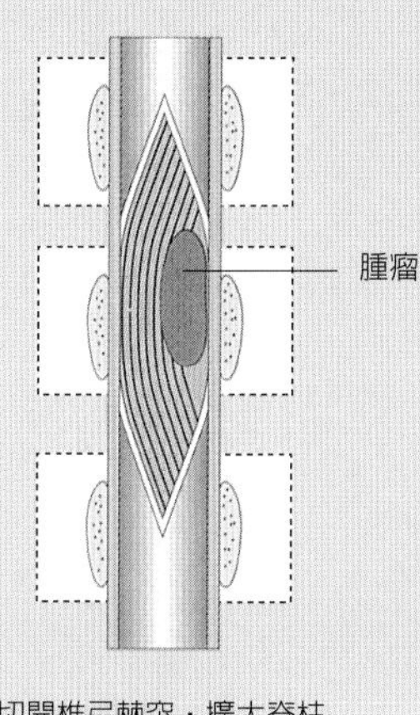

切開椎弓棘突，擴大脊柱管內的脊髓腔觀察時。

正確找出原因的最新診斷法

進行適當的治療之前，最重要的就是正確診斷。最近檢查方法進步，能夠迅速、確實診斷病情。前往醫院進行腰痛治療時，需進行哪些診斷呢？以下依序探討。

問診

大致可知罹患何種疾病

不管哪一種疾病，最先進行的重要診察就是問診。詢問年齡、職業、疾病開始時期、出現哪些自覺症狀，以及經過情況、生活狀況等，接下來才進行診察，就可以大致掌握疾病，了解需要進行的檢查。

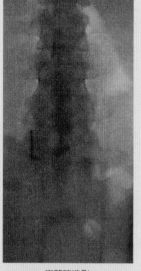

脊髓腔造影

診察

調查脊椎異常或神經麻痺等

腰痛原因大都在脊椎，通常會檢查脊椎及其周圍是否異常，因此，首先要脫下衣服、觀察姿勢。

接著觀察動作，調查姿勢變化、疼痛部位等。

仰躺在診察台上、雙腳伸直，緩慢抬起單側腳的「下肢伸展舉上試驗」，是經常進行的檢查。

坐骨神經痛時下肢無法上抬。為了了解神經功能及下肢的肌力等，會利用腱反射或是筆觸摸，調查是否有麻痺現象。

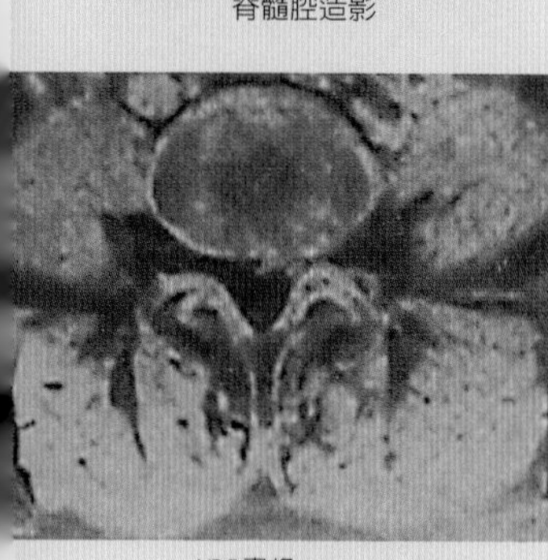

MRI畫像

照射X光

檢查骨的構造是否異常

脊椎分離症、滑脫症、變形性脊椎症等骨的構造異常時，經由X光片就可以確認。如果是脊椎骨瘍或癌的骨轉移等，X光片上也會出現變化。

血液檢查、尿液檢查

檢查是否為全身疾病

抽取血液，檢查紅血球沈降率、紅血球數、白血球數以及成分等。採取尿液，檢查尿中是否摻雜糖、蛋白質或血液等。

進行血液或尿液檢查，是為了確認只有脊椎和肌肉出現問題，還是全身或泌尿系統產生疾病。

此外，也可以進行血清生化檢查。

髓液檢查

找出是否出現腫瘤

脊髓或脊椎形成腫瘤時，脊髓液的通過不良，脊髓液中的蛋白濃度增高。因此，利用長針刺脊髓腔、採取髓液，調查其成分。

調查脊髓液的壓力也是一種線索。

脊髓造影術

畫出脊髓腔、脊髓的樣子

普通的X光只能照射出骨的部分，無法了解脊髓的樣子。

如果將造影劑放入脊髓腔內，就可以知道脊髓腔或脊髓的形狀。

罹患椎間盤突出症或脊髓腫瘤時，藉著這個檢查，就可以知道到底在何處、形成何種壓迫狀態等。

進行造影檢查時，過去使用油性造影劑，最近則使用能夠被自然吸收的水溶性造影劑。

脊髓腔造影CT

CT電腦斷層掃描

正確掌握異常部位

X光與電腦組合而成的攝影法，能夠攝影人體的橫切面。

利用這個方法，可以正確得知異常部位及其範圍。

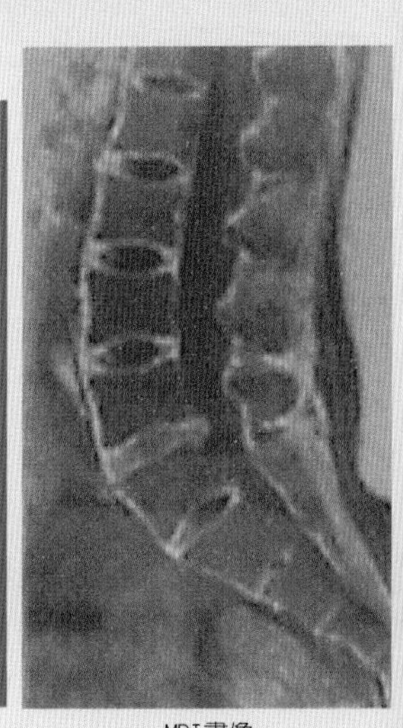

MRI畫像

R閃爍法

正確顯示是否異常

注射少量放射性同位素，照射X光片，藉著體內的聚集狀況，可以判斷異常部位、範圍及其性質。

可用來診斷腫瘤或發炎症狀。

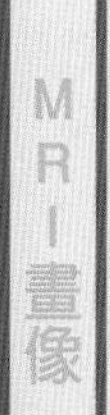

MRI畫像

對於突出症等診斷能發揮威力

藉著磁氣共鳴裝置，不使用X光，就可以製作人體縱切或橫切斷層圖片。

尤其是水分較多的髓核或脊髓腔等，看起來好像造影X光片，非常鮮明，能夠診斷椎間盤突出症或脊髓腫瘤等的部位及大小，發揮極大的威力。

接受安全確實治療的方法

不管哪一型腰痛，首先考慮採用保存治療（不動手術的治療）。利用保存治療無法產生效果時，才進行手術療法。

保存治療中，首先進行的是靜養。在家庭中可以冷敷或熱敷。本處主要介紹醫院中進行的治療法。

牽引療法

保持腰部安靜、去除椎骨或椎間盤壓迫

躺在床上，骨盆上綁帶子，再將帶子綁到臀部，拉扯腰部的治療法。

用比較輕的砝碼，長時間持續拉扯，此外，還可以利用機械短時間、間歇性強烈拉扯。藉著拉扯腰部，能夠保持脊椎安靜，也能使椎間盤內壓下降，改善突出症症狀。住院或看門診都可以進行。

裝器具治療

治療衰弱的腹肌或背肌

治療椎間盤突出症或閃腰時，可以在腰部綁上腰椎帶，或軟的鐵衣。不僅為了固定腰椎、同時也能緊緊壓住腹部，輔助腹肌或背肌。

但是，長時間持續穿戴時，會造成肌肉萎縮，所以必須適度進行腰痛體操，儘早強化衰弱的肌肉。

藥物療法

抑制發炎症狀、緩和疼痛

為了緩和疼痛，可以使用藥物。其中以抑制發炎症狀及疼痛的消炎鎮痛藥或去除肌肉緊張的肌肉弛緩劑為主。但必須注意偶爾會出現的消化器官或皮膚的副作用。此外，也可以投與鎮靜劑或維他命等。

裝器具治療

治療椎間盤突出症或閃腰的軟性鐵衣

硬膜外遮斷治療

立刻抑制發炎症狀

有一種藥物療法，是將藥物注射到硬膜外腔的療法。

硬膜是覆蓋、保護脊髓的膜，膜外側的腔隙稱為硬膜外腔。

可在此處注射類固醇劑與局部麻

醉劑混合而成的藥物。

因不同的腰痛原因，有時是有效的治療法。

但由於硬膜外腔就在脊髓腔附近，注射時要慎重進行。

去除大部分的疼痛

手術療法療

考慮患者年齡、職業、疾病原因、病情等，判斷是否應該動手術，患者本人同意下才進行。

例如，對於椎間盤突出症，可以從脊椎後方切除突出的髓核，或從脊椎前方切除不好的椎間盤。處理脊椎分離症，則可以將骨移植到分離部，或是釘上鋼釘，促成骨癒合。滑脫症則在整復後，埋入從骨盆取得的骨頭固定等。依不同疾病，手術法各有不同。

只要進行手術去除原因，就能從疼痛中解放。必要時，不要害怕動手術，應該接受適當治療。

腰痛者一定要注意的鞋類選擇法

國人挑選鞋子的方法，不見得很正確。許多人偏重外形或價格為選擇標準。罹患腰痛毛病的人，一定要慎選鞋子。穿上不合腳的鞋子，或是素材和形狀太糟的鞋子，會造成姿勢不穩定，使得腰痛惡化。

正如同每個人具有不同個性的臉一樣，腳的長度、寬度、腳底的拱形形狀、腳趾長度、腳背高度等，也有各種不同個性。

選擇對身體好的鞋子，最重要的一點，就是自己一定要親自前往鞋店試穿，感覺舒適度，在店內稍微走一走，了解是否走起來很舒服的鞋子。試穿時必須注意以下幾點：

①坐著時，腳趾比站立時更為張開，鞋尖是否具有足夠寬度可讓腳趾張開，是第一調查重點。

②腳趾只在貼地時張開，這時腳趾根部後仰，因此需要軟硬適中的鞋子，避免阻礙腳趾後仰。

③鞋底弧形和腳底心的弧形是否完全吻合。選擇這個部分膨脹、能夠支撐腳底心拱形構造的鞋子。具有扁平足傾向的人，尤須注意這一點。

④檢查腳背高度及腳跟形狀是否吻合。

⑤為避免腳著地時，受到的衝擊直接傳到腳脖子、膝或腰，因此，鞋底需具有某種厚度，尤其必須注意行走於水泥或柏油路時的衝擊更強。鞋跟高度以3㎝較好，鞋跟太高的鞋子不穩定，重心容易前傾，會造成脊椎或腰肌的負擔。

⑥選擇通氣和保濕性較好的素材。以皮鞋較理想。

腰痛者高明就醫法

治療腰痛的是你自己

不論任何疾病，治療疾病的根本力量不是醫生或藥物，而是個人的治療疾病力量。

當疾病進行，本身力量不足時，醫生或藥物可以阻止疾病進行，幫你引起治療疾病的力量。

腰痛通常是日常生活中的行為對腰部造成過重負擔而造成的，必須儘可能去除過重負擔，找出生活中的過重負擔。

接受醫生治療時，不要被動的領回藥物服用。不要抱持一切交給他人的態度。為了讓醫生進行適當診斷、訂立最好的治療方針，一定要積極傳達情報。

毫無遺漏，正確傳達症狀

問診是為了正確傳達必要情報，所以，事先將要說的內容記錄下來較好。

首先是「什麼時候，做了哪些事情而開始腰痛」。何時開始疼痛？某天做了某個動作突然疼痛，或是自然的慢慢感覺疼痛等。

其次，也必須告知「什麼樣的疼痛」。產生苦重疼痛或刺痛，疼痛程度如何，躺著時疼痛或做什麼動作時疼痛，哪個部位疼痛，或是因時間、天氣、冷熱等，使疼痛產生變化。

詳細告知疼痛的種類、程度及其變化等。

關於「是否出現疼痛以外症狀，如果出現其他症狀，到底是何種症狀」等，腰或腳部某處是否發麻、觸摸時感覺是否遲鈍，想移動時是否活動不良等，都是診斷的重要線索。

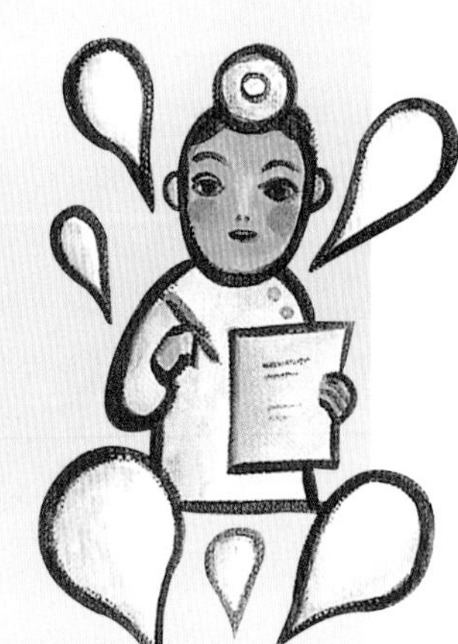

詢問、商量，直到了解為止

與醫生建立信賴關係非常重要，因此必須正確、簡潔傳達情報。

治療時需遵從醫生的指示，對於不了解的事項要仔細詢問，了解治療目的或意義非常重要。

如果醫生對於你所詢問的事項未好好告知，或是無法讓你了解、同意治療方針時，你必須耐心詢問。未仔細聽醫生說明就輾轉更換醫院，反而會使腰痛拖得更久。

鍛鍊腰部的生活工夫

不必特地做運動

腰椎老化提早出現，造成肌力減退的一大原因，就是運動量不足。做運動對於腰痛治療很有效，雖然我再三強調這一點，但是有腰痛宿疾的人突然開始運動，可能助長腰痛復發。

有些人因為忙於工作，沒有時間做運動，有些人則是原本就討厭運動。

這些人只要在日常生活中花點工夫，就能消除運動不足的問題。

當然，如果能夠做運動和體操，而且在日常生活中下點工夫鍛鍊就更好了。

以下介紹一些簡單的方法，日常生活中一定要納入一、兩種，花點工夫進行。

走路最重要

為了消除運動不足，很多人想到慢跑的方法。但是走路比慢跑更輕鬆，身體衰弱的人或老年人都可以辦到。

現代人肌力衰退是因為汽車等交通工具發達，生活中缺少走路的機會而造成的。

不管前往哪兒都開車的人，就算要你走路恐怕也無法實行。這些人首先嘗試在一天之中，停下車來走路，到附近的超市購物。經常開車的人暫時不要開車，試著走路去購物，花十分鐘、十五分鐘都不錯，持續實行兩週，你就會發現走路輕鬆多了。

持續兩週後，再增加另一種走路方式。

以往搭乘公車的人，改成走路而不搭公車，或是走一段距離再搭車。利用午休時間或午餐後散步十五分鐘也無妨。

不少人不使用公車改為走路後，反而縮短通勤時間。

持續兩週後再增加一種走路方式。或許你認為不可能再

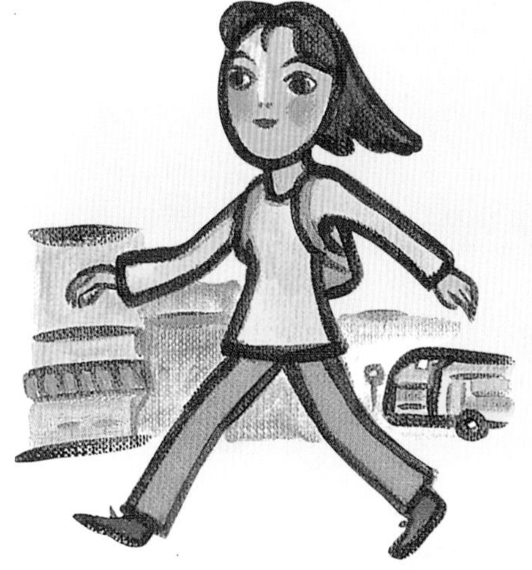

增加走路的機會了，但事實並非如此。

吃午餐的餐廳可能就在附近，可以花十分鐘走路前往餐廳；不要請同事為你買煙，自己購買自己的嗜好品；以往交由妻子或孩子牽狗散步的任務，也由自己負責，如此一來就增加許多走路的機會。

家庭主婦不要一次買完所有東西，可分兩次購買，前往較遠的超市購物。

事實上，增加走路機會的方法很多。

持續兩週後，再看看走路的工夫。

加快速度走路，將十五分鐘的時間縮短為十分鐘。安全無虞時，可以倒退走路、呈鋸齒狀走路，或以三拍或四拍的節奏走路，下點工夫行走。

這些走路方式有助於提升肌力，同時可培養反射神經的動作，最適合防止身心老化。

習慣後，走路不再是件苦差事，而是令人覺得快樂的事情。

全家人利用星期天到附近散步也不錯。

不太高的樓層一定要爬樓梯

上下樓梯也有助於提升肌力。以往使用升降梯或手扶梯的人，首先只爬一層樓，靠自己的雙腳上下樓梯，不必花太多時間，任何人都辦得到。

最初為避免造成腰部負擔，可以側著身子，慢慢上下樓梯。

爬樓梯兩週後，再增加一層樓。

一旦腰痛停止時，為了避免復發，一定要靠雙腳上下五層樓的樓梯。

讓家事變成不便，也是方式之一

家庭中應該有些比較不自由的空間吧！

最近幾乎所有住宅的廚房都經過合理設計，以儘可能避免活動身體的方式擺設物品。但是，這種生活空間卻奪走提升肌力的機會。將以往合理的擺設物品方式，改為不合理的擺設方式。

例如，以往將經常使用的碗盤擺在餐具架前方，不常使用的餐具擺在裏面一點。

可以用相反方式擺設餐具，將經常使用的餐具擺在裏面，或是擺在最下面的台子，這樣一來使用時就必須伸長手臂或背部，或不得不彎下腰拿，不知不覺中就會使用肌肉。

但是，彎腰或伸直背部、手部時，一不小心可能會造成腰痛復發，所以，膝先跪地，或以避免失去平衡的方式伸展背部。遵守注意事項進行。

此外，將腰痛體操納入日常活動中，也是很好的方法。

腰痛者應該攝取的飲食

強化骨骼與肌肉的營養素

由飲食直接造成影響的腰痛，就是骨質疏鬆症。考慮強化骨骼與肌肉、提高消除疲勞的力量時，不能忽略飲食對腰痛造成的影響。

吃什麼比較好呢？當然是營養均衡的飲食，特別需要注意的是鈣質、蛋白質，及維他命B群、C、E等。

鈣質是骨骼的主要成分，一定要充分攝取。不僅在成長期，即使長大成人後，骨骼也會不停的新陳代謝。

鈣質具有鎮定精神的作用，可以抑制因腰痛造成的焦躁感。

蛋白質則是製造肌肉、韌帶、骨骼不可或缺的營養素。

維他命B群是對神經發揮作用時使用的營養素。有助於緩和疼痛，同時具有消除疲勞的效果。

椎間盤的纖維環是由結締組織構成。製造結締組織時要使用維他命C，為了製造堅固的纖維環，不可缺少維他命C。

維他命E能擴張血管、促進血液循環，同時具有去除肌肉緊張的作用，有助於緩和疼痛。

預防腰痛的有效食品

●●●

蛋白質含量較多的食品

豬肉、牛肉、雞肉、肝臟、魚類、貝類、乳酪、雞蛋、大豆、大豆製品

鈣質含量較多的食品

小魚、牛乳、乳酪、酸乳酪、芝麻、蘿蔔乾、深綠色蔬菜、海草

維他命B群含量較多的食品

豬肉、肝臟、鯖魚、沙丁魚、鮭魚、雞蛋、糙米、強化米、胚芽米、大豆、納豆、花生、芝麻、深綠色蔬菜

維他命C含量較多的食品

甘藷、馬鈴薯、花椰菜、高麗菜芯、油菜花、青椒、蕪菁葉、白蘿蔔葉、小油菜、花菜、高麗菜、荷蘭芹、草莓、甜柿、檸檬、橘子

維他命E含量較多的食品

鰻魚、鰹魚、秋刀魚、鱈魚子、鯖魚、大豆、花生、芝麻、杏仁、糙米、植物油

容易造成腰痛的運動

注意高爾夫球和網球運動

突然進行高爾夫球揮桿動作，會引起閃腰，打高爾夫球後隔天會腰痛，高爾夫球經常成為腰痛的原因。

打高爾夫球之所以容易引起腰痛，是因為特別容易對單側肌肉造成負擔。

腹部肌肉衰弱時，與腰部肌肉失去平衡，就會引起腰痛。最重要的，就是保持腰部左右肌肉平衡。

有些人將運動當成休閒活動或放鬆心情的方法，最近為了增進健康而開始運動的人增加了。但是，平常不運動的人過了中年後，某天突然打高爾夫球，進行使用單側肌肉的運動時，容易引起腰痛。

除了高爾夫球，網球、棒球、保齡球等，都是左右肌肉無法保持平衡的運動。

開始進行這些運動約十天前，必須累積某種程度的訓練，一定要充分做準備運動，暖身後再開始。

打網球時瞬間出力的扣殺動作，必須習慣後再開始嘗試。打高爾夫球時，不要一開始就想到分數，邊呼吸新鮮空氣邊走路，以這種方式打完全場。

打完球後做做體操，讓身體朝各個方向活動，輕鬆泡個澡，好好溫熱、按摩身體。消除疲勞對於去除肌肉緊張而言，非常重要。

游泳不會造成腰部負擔，反而能創造肌力

不會造成腰痛問題的運動有哪些？

首先建議的是游泳。游泳屬於能預防及治療腰痛的運動。

游泳的好處是使用全身肌肉。水中有浮力，因此，對椎間盤造成的壓力特別低。

在水中活動身體，受到水壓抵抗，因此能慢慢活動，不會對關節和肌肉造成勉強。而且在水中活動身體時，需要相當強的肌力，因此只要藉著少許活動，就能提升所有肌力。

游泳方式中，蝶式或頭部露在水面上的蛙式（臉沉入水中的方法就沒有問題），會增加腰部負擔。經常游泳的人則無妨，不常游泳的人可以利用其他方式游泳。

此外，長時間游泳會導致身體冰冷，反而會使腰痛復發。必須遵守適度的運動量。離開水中後，用乾毛巾擦乾水分、避免腰部著涼。

慢跑和跳繩適合腰痛宿疾者

隨時隨地可以進行的陸上運動，不需要困難技巧，可配合體力調節運動量，不需要花錢的運動中，建議各位採用慢跑和跳繩運動。

尤其慢跑是增進健康的代表性運動。很多中高年齡者開始慢跑。與游泳同樣為全身運動，能提高心肺機能、防止肥胖，有效強化下半身肌肉。

但有些人慢跑時因為心臟麻痺而死亡，所以一定要做準備體操，不要勉強。

中高年齡者最初從快步走的程度開始，體調不好時就要休息。慢跑給人健康的印象，因此休息令人產生一種罪惡感。但是慢跑者並不是想成為競技選手，所以絕對不要勉強。

鞋子不好時會損傷膝和腰部，為了緩和著地時的衝擊力，必須穿著鞋底較厚的球鞋或慢跑鞋。

跳繩具有與慢跑同樣的效果。在強化肌力方面，跳躍具有比慢跑更好的效果。因為跳繩運動單調，很難長久持續時，可以採用後跳、交叉跳、繞雙圈等不同的跳法，有時可以邊跑邊跳，花點工夫保持變化。

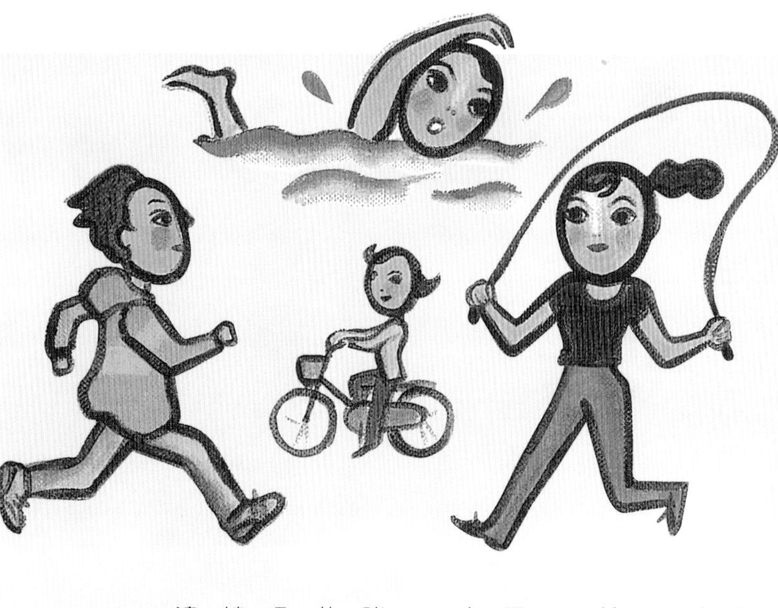

騎自行車培養肌力與平衡感

自行車與游泳和跑步具有同樣的效果，也是培養平衡感的運動。

但是，騎乘長距離用的高級自行車時，因為龍頭較低，身體容易過度前傾，所以不適合腰部不好的人。選擇上身能保持自然姿勢的普通自行車較好。坐墊高度保持腳掌能夠牢牢踩在地面的高度。

最近都會區設有許多騎自行車的專用道路。休假時可以騎自行車遠足。

一邊呼吸山野新鮮空氣，一邊走路的遠足，或是靠地圖找尋目的地，計算時間長短的越野識途比賽，也是適合腰痛宿疾者的運動。

不管從事哪一種運動，都要遵守自己的步調。為避免疲勞殘留到第二天，一定要訂立比較寬裕的行程表。

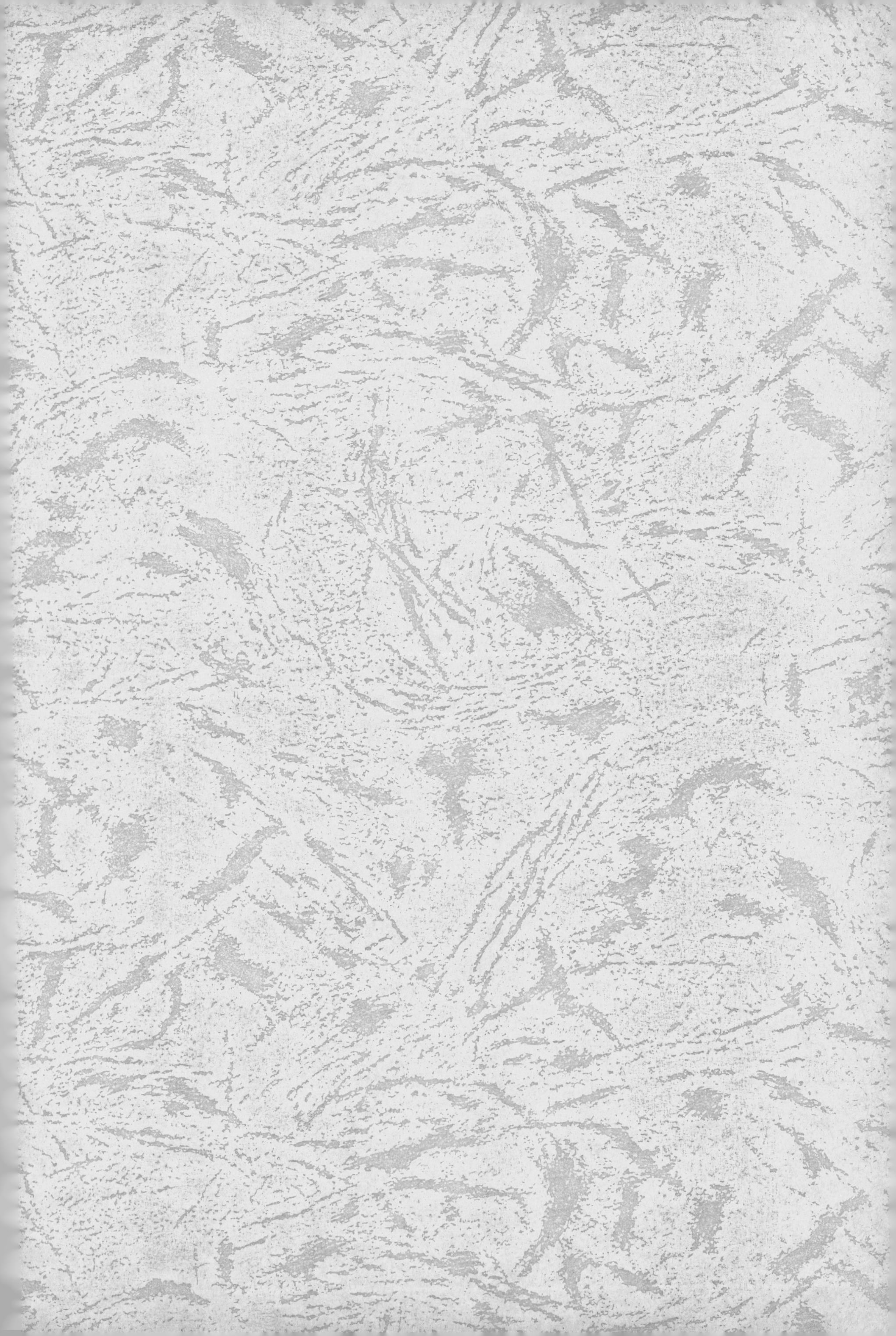